解密腰腿痛

疼痛防治靠自己百问丛书

中国女医师协会疼痛专业委员会 组织编写

主编 王林 主审 卢振和

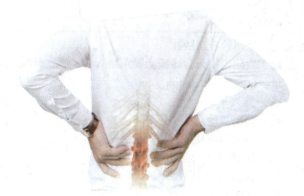

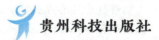

贵州科技出版社

图书在版编目（CIP）数据

解密腰腿痛 / 王林主编；中国女医师协会疼痛专业员会组织编写. -- 贵阳：贵州科技出版社，2021.1（2021.9重印）
（疼痛防治靠自己百问丛书）
ISBN 978-7-5532-0890-9

Ⅰ.①解⋯ Ⅱ.①王⋯ ②中⋯ Ⅲ.①腰腿痛—防治 Ⅳ.① R681.5

中国版本图书馆 CIP 数据核字（2020）第 228059 号

解密腰腿痛
JIEMI YAOTUITONG

出版发行	贵州科技出版社
地　　址	贵阳市中天会展城会展东路 A 座（邮政编码：550081）
网　　址	http://www.gzstph.com
出 版 人	熊兴平
经　　销	全国各地新华书店
印　　刷	贵州新华印务有限责任公司
版　　次	2021 年 1 月第 1 版
印　　次	2021 年 9 月第 2 次
字　　数	100 千字
印　　张	6
开　　本	787 mm×1092 mm　1 / 32
书　　号	ISBN 978-7-5532-0890-9
定　　价	35.00 元

天猫旗舰店：http://gzkjcbs.tmall.com
京东专营店：http://mall.jd.com/index-10293347.html

本书编写人员

主　编　王　林

主　审　卢振和

副主编　姚　旌

编　者　（按姓氏笔画排序）
　　　　　王　林　王　雯　陈　渔　罗　笛
　　　　　练蔓萝　姚　旌　秦　乐　黄媛馨

疼痛防治靠自己百问丛书编委会

编委（按姓氏拼音排序）

冯 艺　冯智英　傅志俭　郭晓丽
冷玉芳　李亦梅　刘 慧　刘红兵
卢振和　陆丽娟　申 文　史可梅
陶 蔚　王 林　王清秀　王小平
王云霞　吴玉莲　严 敏　杨晓秋
于灵芝　张小梅　张小铭　赵 英
郑艳萍　邹冬玲

总审委员会

冯 艺　傅志俭　卢振和　刘 慧
王 林

主编简介

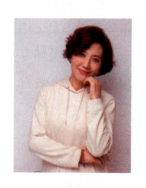

王林 贵州医科大学附属医院疼痛科主任、主任医师、硕士研究生导师。1984年毕业于贵阳医学院（现贵州医科大学），从事疼痛诊疗工作30余年，擅长带状疱疹后遗神经痛、三叉神经痛、癌性疼痛、慢性软组织疼痛、颈椎或腰椎疼痛等慢性疑难疼痛诊疗。研究方向：神经病理性疼痛、骨关节痛、软组织疼痛。现任贵州省医学会疼痛学分会主任委员、中国中医药研究促进会软组织疼痛分会副主任委员、中国女医师协会疼痛专业委员会副主任委员、中国老年保健医学研究会老年疼痛疾病研究分会副主任委员、中国医师协会疼痛专业委员会委员、中华医学会疼痛学分会骨骼肌与关节疼痛学组副组长、中国抗癌协会肿瘤微创治疗专业委员会癌痛微创治疗学组委员会委员、中国医疗保健国际交流促进会肿瘤姑息治疗与人文关怀专业委员会委员、《中国疼痛医学杂志》编委、《中华疼痛医学杂志》编委。中华医学会医疗鉴定专家。

职业格言

帮助患者远离疼痛,造福苍生。

前言

疼痛是组织损伤或潜在组织损伤引起的一种不愉快的感受。引起组织损伤的刺激会通过感觉神经传到脊髓,再传至大脑形成痛觉。因此疼痛提示我们身体的某一部位出现了问题,需要予以关注。

有调查显示,在身体疼痛方面腰腿痛发生频率最高,是影响生活、工作最常见的一类疾病,各种年龄均可发病,但以中老年人居多。引起腰腿痛的原因复杂,从疼痛来源可将疼痛大致分为:脊柱源性疼痛、关节源性疼痛、神经病理性疼痛、血管源性疼痛、癌性疼痛等。因此临床上首先应根据疼痛的特点和相关检查明确疼痛原因。治疗慢性疼痛应遵循"标本兼治"的原则。随着医学的发展与社会进步,针对疼痛进行诊治的学科——疼痛科应运而生。与其他学科相比,疼痛科医师对疼痛的认知有着较高的广度与深度,治疗疼痛的手段也较为丰富,疼痛科特色是以病因治疗为原则、神经阻滞为基础、微创介入为核心的综合性治疗。本书作者具有多年的疼痛诊疗经验，有感于临床上发现许多慢性疼痛患者对疼痛的认知十分匮乏，导致疾病迁延不愈，对个人、家庭乃至社会带来不良影响，因此我们将引起腰腿痛的常见病以通俗易懂的方式呈现给读者，希望患者以及医学生能在较短的时间内获取腰腿痛的相关知识，指导他们正确面对疼痛。但引起腰腿痛的疾病非常多，我们只能选择引起腰腿痛的常见病为代表进行普及。由于编者的水平有限，难免存在疏漏，敬请广大读者谅解。

王　林

贵州医科大学附属医院疼痛科

2019 年 10 月

目录

认识篇

001 为什么越来越多的中老年人发生腰腿痛？ ………003
002 "腰腿痛"指的就是"腰"部和"腿"部疼痛吗？ …004
003 哪些疾病容易引起腰腿痛？ ……………………005
004 腰椎在人体中的作用是什么？ …………………006
005 腰椎检查报告有腰椎间盘突出，是不是腰椎间盘突出症？两者一样吗？ …………………………007
006 什么是腰椎间盘？有什么作用？ ………………008
007 腰椎间盘突出症为什么会引起腰腿痛？ ………009
008 哪种情况下患腰椎间盘突出症的可能性大？ …010
009 "久坐""负重"的职业性质，为什么易患腰椎间盘突出症？ ……………………………………011
010 为什么有些腰椎间盘突出症患者的临床表现只有腿痛？ ………………………………………………012
011 腰椎间盘突出症患者为什么会出现腿脚麻木？ …013
012 腰椎间盘突出症为什么会导致肌肉萎缩？ ……014

013 腰椎间盘突出症为什么会引起坐骨神经痛？……015
014 什么是坐骨神经痛？由哪些原因引起？………016
015 腰椎管狭窄症为什么会导致走路经常腰腿痛？…017
016 椎管狭窄是如何形成的？………………………018
017 什么是腰椎滑脱？………………………………019
018 腰椎肿瘤也会引起腰腿痛吗？…………………019
019 什么是盘源性腰痛？……………………………020
020 什么是第三腰椎横突综合征？…………………021
021 什么是腰肌劳损？………………………………022
022 长期坐在电脑前工作，突然感到一侧腰部酸胀痛，这是怎么回事？……………………………023
023 小明打篮球时，突然"闪腰"，出现腰部剧痛，这是怎么回事？…………………………………024
024 什么是肌筋膜炎？………………………………025
025 张师傅平时有腰肌筋膜炎，现在出现腰臀部至腿部酸胀痛，这个病会扩散吗？…………………026
026 腰背部疼痛且弯腰不灵活，诊断为强直性脊柱炎，这是什么病？……………………………………027
027 什么是股骨头坏死？……………………………028
028 为什么喜欢喝酒的人容易患股骨头坏死？……029
029 为什么肥胖的人容易患股骨头坏死？…………030
030 因患重症肌无力，需要长期使用激素类药物，会不会导致股骨头坏死？…………………………031

031 骨质增生是不是引起腰腿痛的原因？ …………032
032 骨质疏松症有哪些表现？ ……………………033
033 骨质疏松症是不是骨头"酥"了？ ……………034
034 为什么老年人易患骨质疏松症？ ……………035
035 王大妈曾患有骨质疏松症，咳嗽时突然感到腰痛剧烈且不能活动，诊断为椎体压缩性骨折，怎么办？ …………………………………………035
036 骨性关节炎就是人们常说的"老寒腿"吗？ …036
037 为什么肥胖的人比正常人更容易患骨性关节炎？ …037
038 膝关节经常出现"咔嚓"响与骨性关节炎有关吗？ ……………………………………………038
039 脚痛会不会是痛风？ …………………………038
040 痛风一般发生在哪些关节？ …………………039
041 为什么痛风患者的第一跖趾关节最易受累？ …040
042 哪些人更容易患痛风？ ………………………041
043 为什么男性比女性更容易患痛风？ …………042
044 痛风与血尿酸有什么关系？ …………………043
045 血尿酸值高就一定是痛风吗？ ………………044
046 痛风会带来什么危害？ ………………………045
047 糖尿病患者为什么容易出现腿脚疼痛？导致糖尿病患者残疾和生活质量下降的最常见的原因是什么？ ……………………………………………046
048 什么是糖尿病足？ ……………………………047

049 引起糖尿病周围神经病变的原因是什么？·········048
050 为什么糖尿病周围神经病变会引起下肢疼痛？···049
051 哪些血管疾病会引起腿痛？··········049
052 什么是血栓闭塞性脉管炎？好发于哪个年龄段？
　　有什么危害？·················050
053 血栓闭塞性脉管炎的病因是什么？·······051
054 闭塞性动脉硬化的病因是什么？有什么严重后果？
　　·························052
055 带状疱疹就是老百姓讲的"蛇缠腰"，为什么会
　　长在腿上？··················053
056 什么是带状疱疹后遗神经痛？带状疱疹后遗神经
　　痛很难治吗？·················054

诊断篇

057 腰腿痛做哪种检查好？············057
058 腰腿痛做红外热成像检查，有什么意义？···058
059 患了骨质疏松症需要做哪些检查？······059
060 腰椎间盘突出症和腰椎管狭窄症有什么区别？···060
061 肾结石会不会引起腰痛？···········061
062 肌筋膜疼痛综合征怎么诊断？········062
063 如何诊断腰椎管狭窄症？···········063
064 强直性脊柱炎的诊断标准是什么？······064

065 如果怀疑为强直性脊柱炎，应该做哪些检查？ ···065
066 膝骨关节炎的诊断标准是什么？ ············066
067 什么是跟痛症？ ························067
068 腰椎术后疼痛综合征是怎么引起的？ ··········068
069 如何确诊痛风？ ························069
070 除检查血尿酸外，痛风患者还可做哪些检查？哪些疾病容易被误诊为痛风？ ··············070
071 有痛风石的患者属于痛风的哪个阶段？ ········071
072 痛风石是如何形成的？ ····················072
073 如何确诊假性痛风？ ······················072
074 糖尿病神经病变如何诊断？有哪些检查方法？ ···073
075 如何早期发现糖尿病神经病变？ ············074
076 糖尿病神经病变需要与哪些疾病进行鉴别？ ····074
077 如何诊断血栓闭塞性脉管炎？ ··············075
078 血栓闭塞性脉管炎临床表现分为几个阶段？ ····076
079 如何诊断闭塞性动脉硬化？ ················077
080 闭塞性动脉硬化患者有哪些临床表现？ ········078
081 腿上疼得厉害，还长了许多疹子，这是怎么回事？
··079
082 如何诊断带状疱疹后遗神经痛？ ············080

治疗篇

083 骨性关节炎与骨质疏松症有关吗？补钙有效吗？
....083
084 腰椎间盘突出症可以治愈吗？ 084
085 腰椎间盘突出症做推拿按摩、针灸、火罐治疗有
效果吗？ 085
086 腰椎间盘突出症可以做物理治疗吗？ 086
087 腰椎管狭窄症只用口服药物治疗，效果好不好？ 087
088 患了腰椎间盘突出症，不愿接受手术治疗，还有
其他治疗方法吗？ 088
089 微创介入治疗腰椎间盘突出症是怎么做的？ 089
090 微创介入治疗腰椎间盘突出症有哪些方法？ 090
091 臭氧疗法如何治疗腰腿痛？ 091
092 神经根炎症引起的腰腿痛应如何治疗？ 092
093 腰椎管狭窄症是不是一定要手术治疗？ 093
094 老年人腰椎压缩性骨折该如何治疗？ 094
095 椎体骨折需要开刀吗？ 095
096 骨质疏松症患者需要补钙，骨头汤可以代替钙
剂吗？骨质疏松症到什么程度需要药物治疗？ ...096
097 骨质疏松症患者如何补钙才有效？ 097
098 钙剂怎么吃？ 098

099 肌筋膜疼痛综合征应如何治疗？ …………099
100 银质针导热疗法为什么对久治不愈的肌肉疼痛效果好？ …………100
101 PRP治疗是一种什么治疗方法？ …………101
102 膝关节疼痛的患者除了使用止痛药，还可以使用什么药物？ …………102
103 膝关节X线检查出现"退行性变性"需要治疗吗？ …………103
104 如何为膝关节加"润滑油"？ …………104
105 膝关节肿胀疼痛，是否需要把关节里的积液抽出来？ …………105
106 膝骨关节炎进展到什么程度应该选择手术治疗？ 106
107 银质针导热疗法对股骨头坏死有效果吗？ …………107
108 痛风的治疗原则是什么？ …………108
109 高尿酸血症需要治疗吗？ …………109
110 为什么在急性痛风性关节炎期间不宜做降血尿酸治疗？ …………110
111 痛风患者需要长期治疗吗？ …………111
112 糖尿病神经病变有哪些药物治疗方法？ …………112
113 糖尿病足应该如何治疗？ …………113
114 除药物治疗外，疼痛科还有哪些用于治疗糖尿病神经病变的方法？ …………114
115 下肢血管源性疼痛患者能吸烟、饮酒吗？ …………115

116 血栓闭塞性脉管炎的治疗手段有哪些？··············116
117 闭塞性动脉硬化应该如何治疗？················117
118 疼痛科常见的针对下肢血管源性疼痛的治疗手段
    有哪些？······························118
119 带状疱疹神经痛怎么治疗？···················119
120 为什么出现带状疱疹神经痛要尽早治疗？·········120
121 带状疱疹后遗神经痛患者需服用普瑞巴林多长
    时间？······························121
122 长期腰痛，为什么要使用抗抑郁药物？···········122
123 腰腿痛经常吃布洛芬对身体会造成什么影响？·····123
124 什么是射频电疗法？······················124
125 打"封闭"有什么作用？···················125
126 神经阻滞疗法为什么需要超声引导？有什么优点？
    ···································126
127 什么是脊髓电刺激疗法？···················127
128 鞘内吗啡泵植入术通常用于癌痛，腰腿痛是不是
    也可以使用？·························128

预防篇

129 上楼梯、下楼梯时膝关节痛，这种情况要多锻炼
    还是要注意休息呢？····················131
130 腰椎间盘突出症患者可以锻炼吗？··············132

131 腰椎间盘突出症患者怎么锻炼比较好？……………133
132 腰椎间盘突出症手术后，患者在家如何进行康复训练？……………………………………………………135
133 腰腿痛患者应选择什么样的床？怎样睡觉？……136
134 在日常生活中怎样做可以预防腰腿痛的发生？…137
135 腰腿痛患者在日常生活中应如何保养？…………138
136 腰痛患者是不是可以长期佩戴腰围？……………139
137 腰痛患者可以穿高跟鞋吗？…………………………140
138 腰腿痛患者能去跳"广场舞"吗？…………………141
139 腰椎间盘突出症患者能不能游泳？…………………142
140 膝骨关节炎患者在日常生活中应如何保养？……143
141 膝骨关节炎患者平时应选择怎样的运动方式？…144
142 膝关节痛患者有没有随时可做的简易膝关节"保健操"？……………………………………………………145
143 泡脚对腰腿痛有好处吗？……………………………147
144 如何预防骨质疏松症？是不是应该少活动？……148
145 骨质疏松症患者在饮食上应注意什么？……………149
146 在日常生活中应怎样预防腰扭伤？…………………150
147 肌筋膜疼痛综合征能治好吗？还会不会复发？…151
148 日常生活中有哪些方法可以预防肌筋膜疼痛综合征？……………………………………………………152
149 肌筋膜疼痛综合征是不是多按摩就会好？………153
150 如何预防痛风？………………………………………154

151 为什么痛风患者需要多饮水? ……………………155
152 得过一次痛风是不是终身都会痛风? ………156
153 痛风患者为什么不能饮酒? ………………………157
154 痛风患者需要定期复查吗? ………………………158
155 预防糖尿病周围神经病变的关键因素是什么? …158
156 糖尿病周围神经病变患者应该如何进行足部护理?
　　…………………………………………………………159
157 糖尿病足可以预防吗? ……………………………160
158 如何预防血栓闭塞性脉管炎? …………………160
159 什么是 Buerger 运动法? …………………………161
160 抗凝血和抗血栓药物有助于预防闭塞性动脉硬
　　化吗? ………………………………………………162
161 闭塞性动脉硬化患者在饮食上需要注意什么? …163
162 带状疱疹能预防吗? ………………………………163
163 如何预防带状疱疹后遗神经痛的发生? …………164

附录　典型病例

病例 1 ……………………………………………………167
病例 2 ……………………………………………………169
病例 3 ……………………………………………………171

认识篇

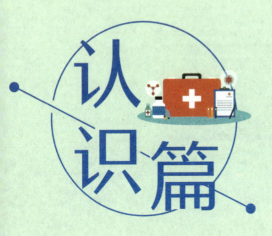

骨质疏松症是不是骨头"酥"了？

腰椎间盘突出症患者为什么会出现腿脚麻木？

腰椎间盘突出症为什么会引起腰腿痛？

腰椎在人体中的作用是什么？

为什么越来越多的中老年人发生腰腿痛?

人体的脊柱就好比是房屋的顶梁柱,有承重、减压、保护等作用。而腰椎处于脊柱的低端,所承受的负荷自然就大,又因为腰椎的活动与固定作用,使得腰椎及其周围的肌肉、韧带、关节容易发生磨损,久而久之就容易发生疼痛。日常生活中的不良姿势,以及背、抬、搬、推、移等活动,使腰椎所承受的负荷加大,疼痛的发生率就会增加。另外,中老年人随着年龄的增长,腰椎的大小、结构、功能及活动度等都会发生变化,出现腰部肌肉力量下降,腰椎小关节发生退行性变性,继而引发腰椎韧带增厚,使得腰椎长期处于紧张和不平衡状态,严重时可导致腰椎间盘突出症、腰椎管狭窄症、腰椎滑脱症等,刺激腰部周围的神经,引起腰腿痛。

002 "腰腿痛"指的就是"腰"部和"腿"部疼痛吗?

发生在腰、臀等部位的疼痛,大多数伴有一侧或两侧腿、脚疼痛,临床上称之为"腰腿痛"。它主要是根据疼痛所发生的部位而命名,并不是一个独立的疾病,可能是由多种疾病引起的疼痛表现。由于疼痛在身体的各个部位都会发生,且疼痛表现多样化,故诊断也很复杂,需要根据患者的具体情况(疼痛的部位、疼痛的表现等),配合相关的血液检查和影像学检查等进行综合分析。

003 哪些疾病容易引起腰腿痛？

能引起腰腿痛的疾病有很多，大致有以下几类。

各种急性、慢性损伤：如常见的急性腰扭伤、腰肌劳损、腰椎骨折等。

感染及无菌性炎症：如肌筋膜炎、强直性脊柱炎、结核病等。

退行性变性：如常见的腰椎间盘突出症、腰椎管狭窄症、骨性关节炎、骨质疏松症等。

神经病理性疼痛：如糖尿病周围神经病变、带状疱疹后遗神经痛等。

下肢血管性疾病：如闭塞性动脉硬化、血栓闭塞性脉管炎等。

发育异常及畸形：如少见的脊柱侧凸及后凸、脊柱裂、移行椎等。

肿瘤：如发生在腰椎及下肢的原发性肿瘤或各种转移瘤。

内脏疾病：如肾及输尿管疾病等。

004 腰椎在人体中的作用是什么?

腰椎组成了脊柱的下部,由5个椎体组成,具有支撑重量,参与腰部的前屈、后伸及侧弯活动,维持姿势的平衡、稳定等作用。

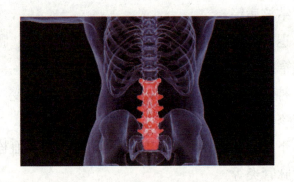

005 腰椎检查报告有腰椎间盘突出，是不是腰椎间盘突出症？两者一样吗？

随着年龄的增长，腰椎会出现退行性变性，也就是生理性老化过程，一般不会引起明显症状。腰椎退行性变性包括腰椎间盘、腰椎间关节、腰椎韧带的退行性变性，计算机断层扫描（CT）或磁共振成像（MRI）检查，表现为腰椎间盘膨出、腰椎体骨质增生、腰椎韧带钙化等，甚至出现髓核突出。如果突出的髓核没有压迫神经，没有临床症状，则称为腰椎间盘突出。如果突出的髓核压迫神经等周围组织，引起腰腿痛等临床症状，则称为腰椎间盘突出症。两者虽然只有一字之差，但含义却不一样。

什么是腰椎间盘？有什么作用？

腰椎间盘是腰椎的重要结构，位于两个椎体之间，由纤维环、软骨板及髓核组成。我们可以将腰椎间盘视为一个充满液体的气球，有一定弹性，当弯腰、运动时它起着缓冲腰部压力的作用，还可以保护神经、脊柱。

007 腰椎间盘突出症为什么会引起腰腿痛?

正常的腰椎间盘髓核是一种胶冻样的物质,被纤维环包裹,与周围组织呈隔绝状态。当纤维环破裂后,髓核从裂口突出,局部产生无菌性炎症反应,刺激或压迫腰椎间盘临近的神经根,引起神经根充血、水肿和损伤。而腰部及下肢的神经从腰椎椎管内发出,当腰椎间盘突出刺激或压迫腰部的神经根时,就会引起腰腿痛。

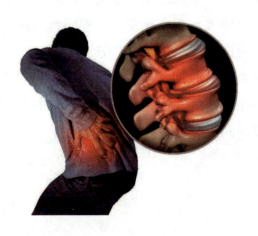

008 哪种情况下患腰椎间盘突出症的可能性大？

外伤：是引起腰椎间盘突出症的重要因素。特别是儿童和青少年易因外伤患腰椎间盘突出症。

职业：与腰椎间盘突出症关系十分密切。如驾驶员、长期伏案者、重体力劳动者、举重运动员等易发生腰椎退行性变性、损伤。

遗传因素：有家族发病的报道。

腰骶先天异常：腰骶段畸形可使发病率增高。如腰椎骶化、骶椎腰化、小关节畸形和关节突不对称等，使腰椎承受力异常，腰椎间盘内压力增大，易发生腰椎退行性变性、损伤。

妊娠：妊娠期盆腔、下腰部组织充血明显，各种结构相对松弛，而腰骶部承受较平时更大的负荷，易患腰椎间盘突出症。

"久坐""负重"的职业性质,为什么易患腰椎间盘突出症?

腰椎间盘内压力增大是导致髓核突出的重要因素。正常情况下,腰椎间盘内压力是随体位变化而改变的,且腰椎间盘内压力在不同体位时有很大变化。有研究显示:仰卧位时腰椎间盘内压力最小;坐位弯腰持重物时腰椎间盘内压力可为仰卧位时的10倍;而站立位弯腰从地面抓取50 kg的重物时,腰椎间盘内压力可增至仰卧位时的30倍。因此,我们在工作、生活中应避免不良姿势,避免久坐、负重等。

010 为什么有些腰椎间盘突出症患者的临床表现只有腿痛?

马师傅近期在走路遛弯的时候会出现右大腿疼痛,但是回家休息一会儿就感觉疼痛减轻了,到医院做了腰椎 CT 检查,诊断为腰椎间盘突出症。其实腰椎间盘突出症患者有一小部分是没有腰痛的,主要表现是下肢疼痛,严重的患者会出现下肢麻木,甚至大便、小便功能障碍等。因此不能以是否腰痛作为判断有无腰椎间盘突出症的标志。

011 腰椎间盘突出症患者为什么会出现腿脚麻木？

王师傅最近走久了就会出现右腿麻木不适,停下休息后又会恢复正常,到医院检查后,发现是腰椎间盘突出症引起的。髓核突出可能压迫相邻的神经根,使神经根出现充血、水肿和损伤,造成神经损伤,产生传导功能障碍,从而引起腿部麻木。压迫的程度越重则神经损害的程度也越重。

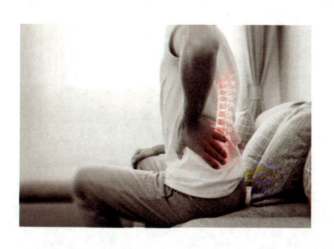

012 腰椎间盘突出症为什么会导致肌肉萎缩?

人体肌肉的活动受神经的支配,当髓核突出压迫神经根后,会导致相应神经支配区域的肌肉内糖原合成速度减慢,蛋白质分解速度加快,肌肉逐渐萎缩变细。此外,腰椎间盘突出症患者通常肢体活动减少,久而久之也会出现肌力减弱,甚至肌肉萎缩。

013 腰椎间盘突出症为什么会引起坐骨神经痛?

坐骨神经是人体最长、最粗大的神经,起自第四、第五腰椎神经根和第一到第三骶椎神经根。由于腰椎间盘突出症多发生在第四腰椎与第五腰椎或第五腰椎与第一骶椎椎间盘,故腰椎间盘突出症患者多伴有腰神经、骶神经受刺激导致的坐骨神经痛,大多数患者腰部疼痛较弱,而腰骶部、臀部后方、大腿后侧、小腿后外侧至足跟或足背部常出现电击样或描述不清的剧烈疼痛。属于继发性坐骨神经痛。

014 什么是坐骨神经痛？由哪些原因引起？

坐骨神经痛是指由于坐骨神经自身原因或者周围结构的改变，导致坐骨神经通路上，即腰、臀、大腿后侧、小腿后外侧和足外侧的疼痛综合征。坐骨神经痛分两大类，即原发性坐骨神经痛和继发性坐骨神经痛。原发性坐骨神经痛主要是坐骨神经炎症病变引起的。继发性坐骨神经痛主要是邻近组织病变压迫或刺激引起的，根据受损害的部位不同可分为根性坐骨神经痛和干性坐骨神经痛两类。继发性坐骨神经痛以根性坐骨神经痛多见，常因腰椎间盘突出症、腰椎管狭窄症、腰椎畸形、腰椎结核、腰椎管内肿瘤等引起。干性坐骨神经痛多见于梨状肌综合征等。

015 腰椎管狭窄症为什么会导致走路经常腰腿痛？

腰椎管狭窄症是指腰椎的椎管骨性或纤维性结构发生变化（如黄韧带增厚等），引起椎管内的空间减少而导致神经根或马尾神经受压，并产生相应的临床症状的疾病。一般患者在行走、站立时感到小腿和大腿疼痛，当弯腰或坐着休息时疼痛消失，伸懒腰时疼痛加重，所以患者常弓着腰，行走一会儿需坐下休息。当压迫严重时，会出现相应神经支配区域疼痛、麻木、感觉异常、乏力等。腰椎管狭窄症是引起腰腿痛的常见病之一，大多数老年患者是因腰椎发生退行性变性而引起。

016 椎管狭窄是如何形成的？

椎管狭窄分为先天性椎管狭窄和后天性椎管狭窄。先天性椎管狭窄又称原发性椎管狭窄，是指在脊柱生长形成的过程中，因营养不良、外伤等因素造成的椎管发育不良，大部分患者一开始无任何表现，到中老年以后，由于脊柱的退行性变性而出现相应症状。后天性椎管狭窄是由于腰椎间盘突出、椎体骨质增生、椎体滑脱以及后纵黄韧带增生、肥厚、钙化等刺激脊髓周围神经及血管，造成神经、血管发生炎症，形成组织粘连、充血、水肿，从而导致椎管狭窄。

<<< 认识篇

什么是腰椎滑脱？

腰椎滑脱是指腰椎相邻椎体间发生滑移（向前或向后移位）。一般向前滑脱比较多见，其中第五腰椎发病率最高，占82%～90%。大多数医生认为腰椎滑脱主要是由外伤和劳损导致的。

腰椎肿瘤也会引起腰腿痛吗？

腰椎肿瘤引起的腰腿痛并没有特异性，原发性或继发性腰椎肿瘤都可以出现腰痛或下肢痛。腰椎肿瘤疼痛呈持续性加重，很少会因活动增加或体位姿势改变而使疼痛程度发生变化。口服止痛药物能暂时缓解疼痛，但持续时间不长，尤其在夜间，疼痛剧烈，常影响睡眠。所以疼痛是一个警示信号，一旦出现疼痛，不要忍，需及时就医。

什么是盘源性腰痛？

盘源性腰痛是指腰椎间盘病变引起的疼痛。腰椎间盘由纤维环、软骨板及髓核组成。正常人的髓核本身没有神经分布，也感受不到疼痛，但当腰椎间盘发生退行性变性，纤维环破裂时，纤维环外的神经末梢进入纤维环内层甚至髓核组织内，导致腰部对疼痛的敏感程度增加，即使一点轻微的压力也可引起疼痛。盘源性腰痛主要发生于腰臀部，疼痛常在坐位时明显，劳累、久站时疼痛加重，卧床休息时疼痛缓解。

什么是第三腰椎横突综合征?

第三腰椎横突综合征是常见的引起腰腿痛的疾病之一。第三腰椎是腰椎活动的中心,是腰椎前屈、后伸、左右旋转的活动枢纽,因此其两侧横突所受牵拉应力最大。由于第三腰椎横突较其他腰椎横突长,故所受到的压力更大,在其上所附着的腰方肌主要负责腰侧弯,较其他横突上附着的肌肉更容易产生劳损,引起局部组织炎症、肿胀、渗出、充血等,刺激周围的神经,出现腰臀部疼痛,严重时甚至引起大腿及腹股沟区域疼痛。

什么是腰肌劳损?

我们通常说的腰肌劳损是指腰部肌肉及其周围附着点的积累性损伤,引起局部慢性无菌性炎症,以腰部隐痛、反复发作、劳累后加重为主要临床表现的疾病,多由于长期的不良生活习惯或工作姿势导致。

<<< 认识篇

 长期坐在电脑前工作,突然感到一侧腰部酸胀痛,这是怎么回事?

长时间保持同一姿势,腰部维持姿势的肌肉持续工作,一直处于紧张、强直状态;或者姿势不正,致腰部肌肉过度受力、牵拉,时间久了会造成腰部肌肉及其附着点的积累性损伤,发生慢性无菌性炎症,导致腰痛。

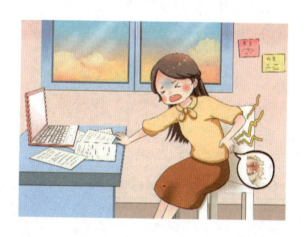

023 小明打篮球时,突然"闪腰",出现腰部剧痛,这是怎么回事?

小明年龄小,在剧烈运动情况下导致的腰痛,可能是急性腰扭伤。急性腰扭伤俗称"闪腰",多见于青壮年。腰椎是脊柱活动中负重最大、运动最多的部位,常因用力过大、过猛、姿势不当或准备活动不够等,导致腰部肌肉、韧带、筋膜过度牵拉、扭转,甚至撕裂,出现腰部剧痛。

什么是肌筋膜炎?

肌筋膜炎是指发生在肌肉和筋膜的无菌性炎症。全身各个部位都可发病,腰腿部也是好发部位,表现为局部疼痛、压痛及牵涉痛,伴有腿部无力、活动受限等症状。有很多原因可以引起肌筋膜炎反复发作,如果得不到及时、有效的治疗,会演变成慢性顽固性疼痛。

025 张师傅平时有腰肌筋膜炎,现在出现腰臀部至腿部酸胀痛,这个病会扩散吗?

腰肌筋膜炎的主要表现为腰部或臀部疼痛,有时可伴有同侧下肢牵涉痛。腰肌筋膜炎患者在体检时常可发现腰部或臀部有广泛性压痛,并可触及条索状硬结或肌紧张带,且在肌紧张带内常可找到一个或多个激痛点。按压激痛点可引起或加重腰臀部疼痛并出现同侧下肢牵涉痛。随着病程的进展,可以引起相邻的肌肉受累,扩大疼痛范围。所以,如果出现疼痛扩散要及时就医。

026 腰背部疼痛且弯腰不灵活，诊断为强直性脊柱炎，这是什么病？

强直性脊柱炎是脊柱关节病的一种，通常发病年龄轻，有家族发病倾向。临床表现为腰部及骶髂部疼痛、僵硬。随着病情发展，会出现颈背部疼痛、活动受限及脊柱畸形，也有部分患者出现膝关节、髋关节、踝关节等疼痛。如果能及时诊断、合理防治，可以达到控制症状、防止脊柱变形、改善生活质量的目的。

什么是股骨头坏死？

股骨头坏死分为创伤性股骨头坏死和非创伤性股骨头坏死两大类。创伤性股骨头坏死常见于髋部外伤，如股骨颈骨折、髋臼骨折、髋部严重扭伤等。非创伤性股骨头坏死患者多曾长期过量饮酒、大量使用激素，或有自身免疫性疾病病史等。目前，发现股骨头坏死与吸烟、肥胖也有一定关系，这两类因素会造成股骨头静脉瘀滞、动脉血液供应受损，使股骨头组织中的骨细胞、骨髓发生坏死，导致股骨头结构改变。髋关节为人体主要负重关节，容易发生骨组织压缩、股骨头塌陷、髋关节间隙变窄等，导致髋部疼痛、活动受限，以及行走时出现跛行症状。

028 为什么喜欢喝酒的人容易患股骨头坏死?

在各种可能引起股骨头坏死的病因中,大量饮酒是一个重要因素。长期大量饮酒,会造成酒精在体内的蓄积,导致血脂增高和肝功能受损。血脂增高会引起血液黏稠度增加,血流速度减缓,血液凝固性改变,使血管发生狭窄、栓塞,造成原本循环状态欠佳的股骨头局部骨组织供血异常,营养受限,最终导致股骨头坏死。

029 为什么肥胖的人容易患股骨头坏死?

肥胖会导致体内脂蛋白代谢失调。研究表明,大约25%的股骨头坏者是因为脂肪、蛋白质摄入过多导致的。所以,肥胖是股骨头坏死的诱发因素之一。另外,肥胖会加重髋关节的负重,久而久之,就容易发生股骨头坏死。

030 因患重症肌无力,需要长期使用激素类药物,会不会导致股骨头坏死?

随着医学的发展,激素在临床上的应用越来越广泛,在国内外有关激素性股骨头坏死的报道也越来越多。近年来,激素性股骨头坏死是激素在临床应用中被公认的不良反应,激素性股骨头坏死的发病率目前已超过了外伤性股骨头坏死的发病率。激素导致股骨头坏死的作用机制尚不十分清楚,一般认为激素在体内长期蓄积造成血液黏稠度增加、血脂增高、脂肪栓塞,引起骨的微细血管阻塞、骨质合成减少、钙吸收障碍等,最终导致股骨头坏死。使用激素后发生股骨头坏死的时间不一,据报道,有患者使用糖皮质激素后不到 2 个月就发生股骨头坏死,甚至还有患者使用地塞米松 7 天就发生股骨头坏死。

031 骨质增生是不是引起腰腿痛的原因?

据统计,对35岁以上的人进行X线检查,其中50%的人腰椎间盘已发生退行性变性,60岁以上人腰椎体边缘几乎都有骨质增生改变,于是很多人认为腰腿痛是骨质增生导致的,从而对骨质增生充满恐惧。实际上,骨质增生本身并不产生疼痛,而是筋膜附着骨的部位在应力作用下发生钙化,严重时造成腰椎管狭窄,压迫、刺激神经才会引起腰腿痛。

骨质疏松症有哪些表现?

骨质疏松症的表现包括疼痛、脊柱变形、易发生骨折等。一般无并发症的骨质疏松症本身并无明显疼痛,所以被医生称为"静悄悄的疾病"。发展到一定程度可出现腰背痛、骨关节痛或抽筋。早期骨质疏松症的疼痛没有特异性,腰痛只在活动时或改变体位时出现,稍微休息即可缓解,随着病情的加重,可能出现持续性腰背痛、发生骨折等。

033 骨质疏松症是不是骨头"酥"了?

骨质疏松症是以骨量减少、骨的微观结构退化为特征的,致使骨的脆性增加以及易于发生骨折的一种全身性骨骼疾病。就好比被白蚁蛀咬的朽木,其外观和正常的并无差别,实则内部大多已变为空洞,不能承受外力的作用。骨质疏松症可发生于不同性别和年龄,原发性骨质疏松症是一种退化性疾病,随着年龄增长,患病风险增加,多见于绝经后妇女、年龄70岁以上的老年人。中老年人定期去医院检查,在医生的指导下用药和辅以功能锻炼,可以预防骨质疏松症。

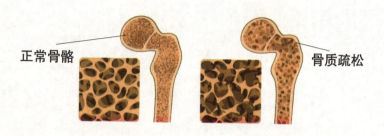

正常骨骼　　　　　　　　　　　骨质疏松

<<< **认识篇**

034 为什么老年人易患骨质疏松症?

随着年龄增长,成骨细胞功能衰退、维生素D吸收转化不足、甲状腺功能减退、雌激素水平下降等会造成骨量减少加剧,故越是高龄,骨量流失越多,越容易患骨质疏松症。

035 王大妈曾患有骨质疏松症,咳嗽时突然感到腰痛剧烈且不能活动,诊断为椎体压缩性骨折,怎么办?

骨质疏松症简单地说就是骨量减少,严重时,受到轻微创伤或日常活动(比如突然弯腰、打喷嚏、咳嗽、撞击等),均可发生骨折,一般多见于腰椎,临床表现为翻身、坐起、行走困难,如果腰椎骨折严重,刺激周围神经,可出现腰部或下肢疼痛、麻木等。发生骨折后可到疼痛科就诊,做一个微创手术(将骨水泥注入骨折的椎体中),疼痛可立即缓解。

036 骨性关节炎就是人们常说的"老寒腿"吗?

骨性关节炎是以关节软骨和软骨下骨发生退行性变性(如软骨纤维化等)破坏、骨质增生为特征的疾病,又称为增生性关节炎、退化性关节炎或骨性关节病等,也是引起人们常说的"老寒腿"的一种疾病。骨性关节炎可发生在全身关节,但最常发生在膝关节,可导致膝关节疼痛、肿胀、僵硬、畸形。目前,认为骨性关节炎与衰老、关节劳损、外伤、肥胖、遗传等因素有关。骨性关节炎多发生于中老年人,在我国,60岁以上老年人的发病率达50%,而75岁以上老年人的发病率达80%,致残率为53%,该病是导致中老年人群功能残疾、造成经济损失和影响社会发展的主要疾病之一。

037 为什么肥胖的人比正常人更容易患骨性关节炎？

负重是膝关节的主要功能之一，研究表明，肥胖与骨性关节炎的发生有密切关系，肥胖者患骨性关节炎的概率为12%～43%。

膝关节的负荷与人体的运动方式和步态有很大关系。研究显示，在平地步行时膝关节所承受的负荷为自身重量的2～3倍；上、下楼梯时是自身重量的5～6倍；下坡及蹲起运动时达到了自身重量的7～8倍；跑步时是在平地步行时的7～10倍。过重的体重会增加膝关节的负荷及软骨磨损，引发骨性关节炎。有研究认为，10年内减重5 kg，可以使骨性关节炎的发病率降低50%。

038 膝关节经常出现"咔嚓"响与骨性关节炎有关吗?

正常膝关节会出现生理性弹响,多见于年轻人。但许多膝关节病变也可出现"咔嚓"响,如半月板损伤、骨性关节炎、髌骨软化症、韧带损伤等。因此,如果膝关节出现响声并有不适时,要引起重视。最好去医院做CT检查,找出原因后及时进行治疗。

039 脚痛会不会是痛风?

痛风是指在正常嘌呤饮食状态下,血尿酸值超过正常值(男性>420 μmol/L,女性>360 μmol/L),尿酸盐析出沉积于组织或器官引起的疾病。严重者会出现关节畸形及功能障碍,常伴有尿酸结石。痛风最常发生在第一跖趾关节处,因此出现脚痛并伴有局部红、肿、热时,应尽早去医院检查。

040 痛风一般发生在哪些关节？

痛风最常发生在第一跖趾关节处,其他如踝关节、膝关节、腕关节和肘关节亦可发生。初发时常为单侧关节,主要表现为:局部红肿、发热、胀痛或剧痛,皮肤呈暗红色或紫红色,患处发亮,部分患者伴有全身症状,类似于急性感冒、发热等。

041 为什么痛风患者的第一跖趾关节最易受累？

首先,第一跖趾关节位于肢体末端,此处的软骨、滑膜及关节周围的血管少,血液循环缓慢,基质中含黏多糖酸及结缔组织丰富,因此尿酸盐更易在此处沉积。其次,尿酸盐的溶解度与温度有关,在25 ℃时,尿酸盐的溶解度较37 ℃时约下降50%,而凌晨第一跖趾关节处的近似温度正是25 ℃,因此尿酸盐更易在此处沉积形成尿酸晶体。此外,第一跖趾关节在站立行走时承受压力大,容易出现损伤,而关节损伤带来的后果就是微小尿酸结晶在此处沉积,进而引起痛风的急性发作。

哪些人更容易患痛风?

60岁以上的老年人、中年男性、绝经后的中老年女性、有痛风家族史的人、关节曾受过外伤的人、摄取动物性蛋白质较多的人、长期过量饮酒的人、肥胖的人,以及冠心病、高血压、糖尿病患者都是容易患痛风的高危人群。

为什么男性比女性更容易患痛风?

现在痛风的人群中男性和女性的比例为20∶1,也就是说,痛风的患者中男性比女性多很多。这是由于女性身体里有雌激素,有助于尿酸的排泄,并且可以抑制关节发炎。而男性体内虽然也有雌激素,但是量非常少,且男性平时应酬比较多,更容易摄入嘌呤含量高的海鲜、动物内脏和酒,导致体内尿酸累积,所以男性比女性更容易患痛风。

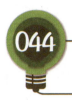

044 痛风与血尿酸有什么关系?

痛风一般是由于体内血尿酸水平升高导致尿酸盐堆积在关节中,引发关节疼痛、红肿的一种疾病。

在正常人体内,每日都会有尿酸产生,同时也有等量的尿酸排出体外,以保持人体的平衡状态。由于现在人们生活压力过大,在加班熬夜、生活没规律的同时,还嗜烟酗酒,久而久之,造成体内酸碱失衡,血尿酸水平升高,容易导致痛风。不健康的饮食(如进食高嘌呤食物、饮酒)及剧烈运动等都会使血尿酸水平升高。

045 血尿酸值高就一定是痛风吗?

血尿酸值高,可以帮助痛风诊断。但影响血尿酸值的因素有许多,如进食高热量、高嘌呤的食物,应用利尿剂、小剂量阿司匹林药物等,都能使血尿酸值增高,故不能仅因一次血尿酸值高就认为是患上了痛风。此外,即使血尿酸值高,也可为无症状性高尿酸血症,这种情况存在于痛风发作之前,可以长期持续存在。高尿酸血症患者不一定全都会发展为痛风,据统计,高尿酸血症患者只有5%~12%最终发展为痛风,绝大多数终身不发作。

痛风会带来什么危害?

痛风是一种全身代谢性疾病,过多的尿酸盐或尿酸结晶沉积在组织中会对人体造成危害。尿酸盐或尿酸结晶沉积在关节,可导致关节炎,出现疼痛,晚期出现痛风石导致关节肿痛、僵直和畸形;沉积在肾脏,可引起尿酸盐肾病及尿路结石,导致肾绞痛、肾功能不全等。痛风还常常伴发肥胖、高脂血症、糖尿病、高血压及心脑血管疾病等。

047 糖尿病患者为什么容易出现腿脚疼痛？导致糖尿病患者残疾和生活质量下降的最常见的原因是什么？

控制好血糖对于糖尿病患者十分重要。如果患者血糖控制不好，就会对周围的血管和神经产生损害，而且很有可能引起糖尿病周围神经病变，导致患者出现双下肢疼痛、麻木、感觉异常等。糖尿病周围神经病变是导致糖尿病患者残疾和生活质量下降的最常见原因，可造成50%～70%的糖尿病患者非创伤性截肢，且死亡率高达25%～50%。

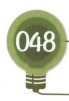

048 什么是糖尿病足？

世界卫生组织将糖尿病足定义为下肢远端神经异常、周围血管病变并发感染所致的足部（踝关节或踝关节以下的部分）感染、溃疡及深层组织破坏。足部感知能力丧失、疼痛，受累关节广泛骨质破坏，甚至肢端坏死等，给患者带来严重的不良影响。我国12%～25%的糖尿病患者并发糖尿病足，其中有5%～10%的患者需行截肢手术。糖尿病足是糖尿病的严重并发症之一。

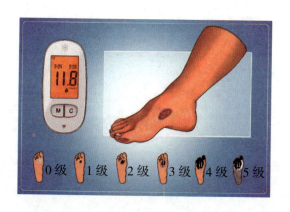

049 引起糖尿病周围神经病变的原因是什么？

引起糖尿病周围神经病变的原因目前还没有完全明确，有研究认为，长期高血糖可导致机体出现氧化应激反应、神经组织缺血缺氧、神经生长因子缺乏及代谢异常，从而引起周围神经损伤，导致糖尿病周围神经病变。

050 为什么糖尿病周围神经病变会引起下肢疼痛?

糖尿病周围神经病变是糖尿病并发症中最常见的一种。糖尿病周围神经病变是指周围感觉神经出现缺血缺氧性损伤。周围神经是指除中枢神经(脑和脊髓)以外的神经。糖尿病周围神经病变一般从血流最少的下肢开始,可表现为疼痛和感觉异常,感觉异常可表现为麻木、发冷、虫爬感、发热等。

051 哪些血管疾病会引起腿痛?

常见的引起腿痛的血管疾病有:血栓闭塞性脉管炎、闭塞性动脉硬化等。

052 什么是血栓闭塞性脉管炎？好发于哪个年龄段？有什么危害？

血栓闭塞性脉管炎是一种累及四肢血管的闭塞性疾病，主要累及四肢的中、小动脉和静脉，以下肢血管为主，会引起肢体缺血，导致疼痛或肢体坏死。

血栓闭塞性脉管炎好发于青壮年，多见于男性，尤以吸烟者居多。

血栓闭塞性脉管炎的危害较大，长期的动脉闭塞或者动脉堵塞之后，患者的腿部会出现疼痛，尤其是活动之后这种疼痛会更加明显，严重影响患者的工作、生活；随着病情进展逐渐向大腿部延伸，会导致肢体缺血坏死，甚至需要截肢；如果病情再进一步加重，则可能会出现各种各样的并发症而危及患者的生命。

053 血栓闭塞性脉管炎的病因是什么?

血栓闭塞性脉管炎的病因至今尚不清楚,一般认为与下列因素有关。

吸烟:血栓闭塞性脉管炎患者中吸烟者占60%~95%。吸烟与本病的发展和预后关系密切。

寒冷、潮湿、外伤:我国血栓闭塞性脉管炎的发病率以寒冷的北方为高,约80%的血栓闭塞性脉管炎患者发病前有受寒和受潮史,部分患者有外伤史。

感染:许多血栓闭塞性脉管炎患者有反复的霉菌感染史。

激素紊乱:血栓闭塞性脉管炎患者绝大多数为男性(80%~90%),且都在青壮年时期发病。

遗传:1%~5%血栓闭塞性脉管炎患者有家族发病史。

其他:如血管神经调节障碍等。

054 闭塞性动脉硬化的病因是什么?有什么严重后果?

年纪大、肥胖、高血压、高脂血症和糖尿病等都是闭塞性动脉硬化的病因。闭塞性动脉硬化可引起皮肤和皮下脂肪组织萎缩,如汗毛脱落、趾甲变形等,如果缺血严重还会引起足或者小腿发生溃疡或坏死。

055 带状疱疹就是老百姓讲的"蛇缠腰",为什么会长在腿上?

带状疱疹是水痘-带状疱疹病毒感染人体后潜伏在脊髓后根神经节或颅神经的感觉神经节内,当机体受到某些刺激或免疫力降低时病毒被激活,沿感觉神经轴索下行达神经支配的皮肤细胞内增殖,沿神经干形成带状分布的簇集性小水疱,并具有明显神经痛的疾病。可发生在身体的任何部位,侵犯肋间神经时就是老百姓讲的"蛇缠腰",而侵犯腰部脊神经时腿上则会出现皮疹并伴有疼痛。

056 什么是带状疱疹后遗神经痛？带状疱疹后遗神经痛很难治吗？

有学者提出将急性带状疱疹临床治愈后持续疼痛超过1个月者定义为带状疱疹后遗神经痛。由于神经损伤后难以恢复，且随着神经损伤时间延长，其恢复概率逐渐降低，因此带状疱疹后遗神经痛较难治愈，如果没有接受及时有效的治疗，其疼痛持续时间短则1～2年，长则3年以上，个别患者病程甚至超过10年。所以出现带状疱疹疼痛时，应及时到疼痛科治疗。

诊断篇

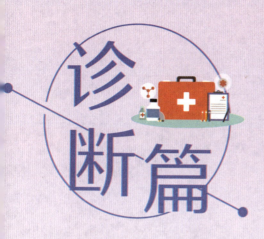

腿上疼得厉害,还长了许多疹子,这是怎么回事?

有痛风石的患者属于痛风的哪个阶段?

肾结石会不会引起腰痛?

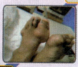

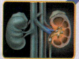

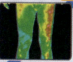

腰腿痛做红外热成像检查,有什么意义?

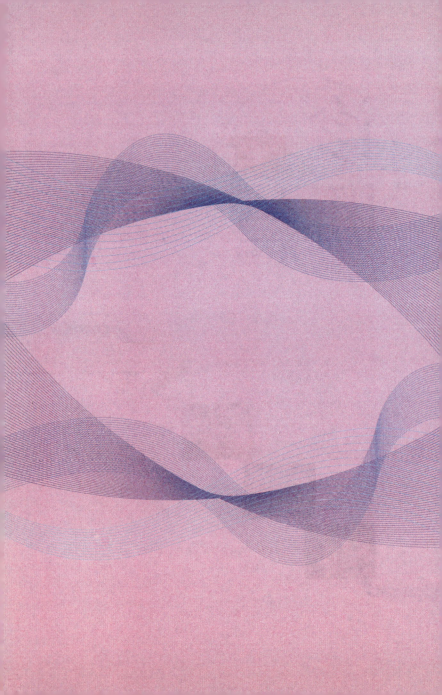

057. 腰腿痛做哪种检查好？

引起腰腿痛的原因有很多，不同的影像学检查各有所长：X线检查对骨性病变有很好的效果；而CT检查在显示横断面方面明显优于X线检查，对肿瘤的检查灵敏度等明显高于X线检查，但由于受到扫描层面的限制，会有一定的误诊率，且对人体有一定辐射影响；MRI检查对软组织效果较好，能较清楚地看到椎间盘、脊髓、神经的病变，且对人体没有辐射，能发现早期病变，但其对骨组织显像精确度不如CT检查。因此，应根据具体情况进行选择。

058 腰腿痛做红外热成像检查，有什么意义？

人体是一个天然的红外线辐射源，时刻都在对外发射红外线辐射能，这与人体血液循环、组织代谢、神经功能状态和组织结构密切相关。红外热成像检查通过红外线热像仪摄像，能够精确记录人体体表温度变化和分布形态，是用于诊断疾病病理状态、部位的一种无创、无放射性的检查方法。许多疼痛性疾病通过红外热成像检查可以发现早期局部病变组织的温度变化，对疼痛性疾病的部位诊断有很大帮助。

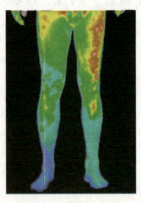

059 患了骨质疏松症需要做哪些检查？

目前，诊断骨质疏松症首先要做骨密度检查，其中双能X线骨密度测量是认知度和认可度最高的骨密度测量方法。定量CT（QCT）是用CT机进行骨密度的定量检查，测量的是体积骨密度。CT诊断骨质疏松症，只需做1个部位即可，根据临床需要可选择做脊柱或髋部检查。

腰椎间盘突出症和腰椎管狭窄症有什么区别?

这两个疾病都可以表现为慢性的腰腿痛。腰椎间盘突出症和腰椎管狭窄症有很多相似之处,也能合并存在,腰椎间盘突出症严重时可以导致腰椎管狭窄症。腰椎管狭窄症是由于先天或后天原因造成椎管狭窄,使得神经根受压迫而出现一系列症状。腰椎管狭窄症临床上主诉症状较多,但体格检查时体征比较少,以间歇性跛行为其主要特点,但是少数的腰椎间盘突出症患者也会出现相似症状,可以通过CT检查及MRI检查等影像学检查进一步鉴别,首选MRI检查。

061 肾结石会不会引起腰痛？

肾结石可以引起腰痛，通常是一侧腰部突发的剧烈疼痛，呈阵发性，疼痛表现为钝痛、隐痛或绞痛。一般持续数分钟，亦可长达数小时，严重时可出现恶心呕吐、面色苍白、大汗淋漓、血尿等。通过泌尿系统超声检查可以发现肾结石。

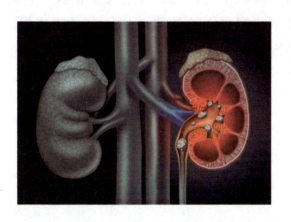

肌筋膜疼痛综合征怎么诊断？

肌筋膜疼痛综合征是指反复发生在肌肉、筋膜或相关软组织的一种局部慢性疼痛综合征，临床特点是在肌肉和筋膜上出现单个或多发的激痛点以及肌筋膜挛缩，还可伴发局部无力、活动受限、失眠、抑郁等。各年龄段都可发病，常常在过度疲劳、睡眠不足、受凉等情况下诱发。目前诊断主要依靠观察临床表现和体征。红外热成像检查、B超检查、MRI检查等影像学检查可以显示局部病变。

如何诊断腰椎管狭窄症?

腰椎管狭窄症是引起老年人腰腿痛的常见原因之一。如果腰腿痛有以下特点,就要考虑为腰椎管狭窄症:腰痛伴有腿痛,站立及行走时出现疼痛,坐下休息或平躺时疼痛消失;腰椎前屈不受限,后伸(尤其过伸)受限;双侧下肢疼痛,有时伴无力;屈髋、屈膝、侧卧位时症状减轻或消失。出现以上症状,进行腰部 X 线检查、CT 检查或 MRI 检查,结果符合腰椎管狭窄的诊断标准即可确诊。

强直性脊柱炎的诊断标准是什么?

强直性脊柱炎的诊断标准:①年龄15~45岁,无原因出现腰背痛,持续至少3个月,疼痛随活动改善,但休息后疼痛不减轻;②腰椎在前屈、后伸和侧屈方向活动受限;③胸廓扩展范围小于同年龄和同性别的正常值;④双侧骶髂关节炎Ⅱ~Ⅳ级,或单侧骶髂关节炎Ⅲ~Ⅳ级。如患者具备④并分别附加①~③中的任何1条及以上可确诊为强直性脊柱炎。

065 如果怀疑为强直性脊柱炎,应该做哪些检查?

一般怀疑是强直性脊柱炎时,需要完善相关检查。患者常出现红细胞沉降率增快,C反应蛋白、免疫球蛋白A(IgA)、免疫球蛋白G(IgG)可能增高,大约90%的患者HLA-B27阳性,但HLA-B27阳性不作为确诊依据。骶髂关节病变通过X线检查在早期就可能发现,也是诊断的主要依据,而MRI检查是发现早期骶髂关节病变及脊椎病变最敏感的检查方法。

066 膝骨关节炎的诊断标准是什么?

膝骨关节炎的诊断标准:①膝关节疼痛在一个月里大多数时间存在;②膝关节 X 线检查提示关节边缘有骨赘形成;③膝关节滑膜液常规检查符合骨性关节炎(透明、黏性、白细胞计数 $< 2.0 \times 10^9$/L);④年龄 $\geq$ 40 岁;⑤晨僵 $\leq$ 30 min;⑥膝关节活动时有弹响或摩擦音。

存在①、②或①、③、⑤、⑥或①、④、⑤、⑥即可诊断。

什么是跟痛症?

跟痛症和脚部的劳损及退行性变性密不可分。跟骨是主要的承力部位,长期站立或行走后,足跟部受力摩擦,形成慢性损伤,造成局部的无菌性炎症,主要是跟骨局部肌腱附着点损伤,从而引起疼痛,其疼痛特点是起步痛,长时间行走或站立时疼痛,跟骨附近有明显压痛。

068 腰椎术后疼痛综合征是怎么引起的？

腰椎术后疼痛综合征是指腰椎手术后持续反复的腰背部疼痛，伴或不伴神经根性疼痛的临床综合征，如腰椎间盘突出症或腰椎管狭窄症经手术治疗后，疼痛仍然存在或是疼痛消失一段时间后再次出现。一些研究认为其与手术损伤、感染、病变残留或复发等有关。

如何确诊痛风？

经常过量地摄入啤酒、动物内脏或者海鲜等，近期足踝或大脚趾出现红、肿、痛，应到医院检查血尿酸、红细胞沉降率，并进行X线检查。X线检查可以了解骨头的损伤程度，痛风性关节炎早期会出现关节肿胀，后期可看到缺损或间隙狭窄或尿酸盐沉积。急性期需要抽取关节液，在显微镜下观察有无尿酸结晶。

070 除检查血尿酸外,痛风患者还可做哪些检查?哪些疾病容易被误诊为痛风?

除检查血尿酸外,痛风患者还可做尿酸排泄率检查、肾脏B超检查和尿常规检查,以了解患者的基础肾功能情况,并监控高尿酸血症及其治疗药物对患者肾功能的影响。还需做关节超声检查或X线检查,以及血糖、血脂、血压、血常规和肝功能检查。痛风是急性关节炎的一种,因此需要与其他疾病进行鉴别,例如急性风湿性关节炎、假性痛风、化脓性关节炎、外伤性关节炎、蜂窝织炎等。

071 有痛风石的患者属于痛风的哪个阶段?

痛风有4个阶段:无症状的高尿酸血症;急性痛风性关节炎;发作间歇期;慢性痛风性关节炎与痛风石。有痛风石的患者属于痛风的第四个阶段。

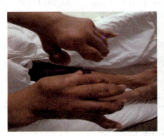
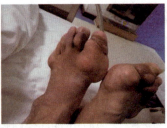

072 痛风石是如何形成的?

痛风石是由于人体内尿酸过度升高,尿酸结晶沉积于软组织,引起慢性炎症及纤维组织增生形成的结石。痛风石一般在晚期痛风患者身上出现最多,在酸性条件下会溶解,长期不治疗会严重损伤关节及其功能。

073 如何确诊假性痛风?

假性痛风指的是焦磷酸钙双水化物结晶沉积于关节软骨所致的疾病。假性痛风的临床表现与痛风相似,但程度较轻,四肢小关节较少受累。假性痛风急性发作时红细胞沉降率增快、白细胞计数增高,但血尿酸水平不高;关节滑膜液中可发现焦磷酸钙双水化物结晶;X线检查可见关节软骨呈点状和线状钙化斑。

074 糖尿病神经病变如何诊断？有哪些检查方法？

糖尿病神经病变是常见且难治的一种糖尿病并发症。在美国，发病率达 10%～65%，可累及全身神经。最常见的表现为四肢末端像手套样或袜套样刺痛、烧灼痛、闪电样痛、麻木等。多从下肢开始，夜间明显；也可出现单支或多发神经病变、内脏神经病变；神经电生理检查等多有异常，结合糖尿病病史多可诊断。

检查方法：浅感觉检查、震动感觉阈值检查、踝反射检查、神经电生理检查、尼龙丝检查足部感觉、神经功能评分、脊神经根 MRI 检查等。

075 如何早期发现糖尿病神经病变？

定期进行筛查及病情评价对于早期发现糖尿病神经病变十分重要。患者应该在诊断为糖尿病后至少每年筛查一次糖尿病神经病变，对于糖尿病病程较长、年龄大，或有眼底病变、肾病等并发症的患者，应该每隔3～6个月检查1次。

076 糖尿病神经病变需要与哪些疾病进行鉴别？

糖尿病容易伴发多种疾病，糖尿病神经病变需要与下列疾病进行鉴别诊断：①腰椎病变，如腰椎管狭窄症；②脑梗死；③吉兰-巴雷综合征；④严重动脉、静脉血管病变，如静脉栓塞、淋巴管炎等；⑤肌筋膜炎等。

如何诊断血栓闭塞性脉管炎?

血栓闭塞性脉管炎诊断的要点是患肢发作性疼痛、间歇性跛行(指患者行走数百米会出现下肢疼痛以至跛行,但蹲下或坐下休息片刻后,症状可以很快缓解或消失,继续行走一段时间后,再次出现疼痛跛行)、足背动脉搏动减弱或消失,伴游走性浅静脉炎。绝大多数患者为青壮年男子,且有长期大量吸烟嗜好。血栓闭塞性脉管炎初发时多为单侧下肢,以后累及其他肢体;患者一般无高血压、高脂血症、动脉硬化或糖尿病等病史。

078 血栓闭塞性脉管炎临床表现分为几个阶段?

血栓闭塞性脉管炎临床表现分为3个阶段:

局部缺血期:由于供血不足,肢端发凉、怕冷、有麻木感,足部及小腿时有酸痛。如间歇性跛行。

营养障碍期:病情加重后,肢体在休息状态时也会出现血液供应不足的现象。表现为患肢持续性疼痛,尤其在夜间明显,称为休息痛。

组织坏死期:患肢动脉完全闭塞后,肢体远端发生干性坏疽,一般自足趾尖端开始,皮肤呈暗红色或黑褐色,逐渐向上扩展,以至整个足趾坏死、脱落,残端趾骨暴露,形成经久不愈的溃疡,常继发感染,转为湿性坏疽。

如何诊断闭塞性动脉硬化?

闭塞性动脉硬化的诊断要点:①多发生于45岁以上患者,常有高血压、高脂血症、糖尿病等病史;②病灶处动脉搏动减弱或消失,可听到血管收缩期吹风样杂音;③出现间歇性跛行、趾部感觉异常或麻木等症状;④患处及远端毛发脱落、趾甲变形、皮下或肌肉组织萎缩,以及肢体远端溃疡、坏死等。此外,还可通过动脉造影检查、下肢血管超声检查、MRI检查来诊断。

080 闭塞性动脉硬化患者有哪些临床表现？

闭塞性动脉硬化患者的临床表现有：肢体发凉、麻木，间歇性跛行，疼痛呈挤压感、多发于小腿处；患肢的皮肤苍白，体表温度低，动脉搏动弱或消失；患肢还可出现营养性改变，如皮肤干燥、脱屑、脱毛、趾甲增厚、肌肉萎缩，严重缺血时肢端会发生干性坏疽，并发感染后组织溃烂坏死。

081 腿上疼得厉害,还长了许多疹子,这是怎么回事?

如果是腿部皮疹部位的疼痛,尤其是出现烧灼样、刀割样、针刺样等神经性疼痛,首先考虑可能发生了带状疱疹,建议尽早去医院疼痛科就诊,早期及时治疗可减少带状疱疹后遗神经痛的发生。

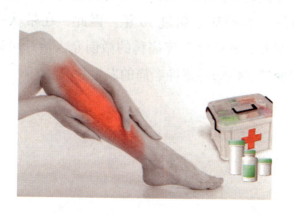

082 如何诊断带状疱疹后遗神经痛?

如果带状疱疹消退后1个月,其涉及的神经性疼痛仍然存在,说明发生了带状疱疹后遗神经痛。一般在以下情况下容易出现:年龄大、皮疹严重、出疹时疼痛严重,以及合并有糖尿病、艾滋病等。一部分人的疼痛非常顽固,不好医治,可以持续很长时间,有的甚至超过10年。因此,在带状疱疹急性期要抓紧治疗,疼痛科的微创介入治疗可以有效减少带状疱疹后遗神经痛的发生。

治疗篇

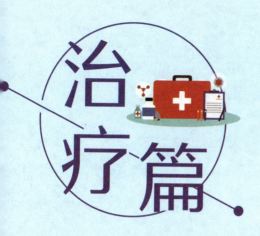

PRP治疗是一种什么治疗方法?

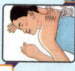

银质针导热疗法为什么对久治不愈的肌肉疼痛效果好?

患了腰椎间盘突出症,不愿接受手术治疗,还有其他治疗方法吗?

腰椎间盘突出症可以治愈吗?

083 骨性关节炎与骨质疏松症有关吗?补钙有效吗?

骨质疏松症属于骨骼的退行性变性,而骨性关节炎一般指关节软骨的退行性变性,两者的共同之处是均为年龄增长后发生的疾病。这两种疾病的治疗方法并不相同,骨质疏松症的治疗主要采用抑制骨钙流失或促进钙进入骨的药物,老年骨性关节炎虽然也有骨质疏松的基础原因,但骨性关节炎的主要原因是磨损,故治疗常采用物理疗法、减少关节负担及使用一些对软骨代谢有益的药物,如氨基葡萄糖、玻璃酸钠等。目前的研究认为骨性关节炎的发生并不是由缺钙引起的,因此没有必要补钙。

084 腰椎间盘突出症可以治愈吗?

腰椎间盘突出症是指纤维环破裂,纤维环内的髓核突出,刺激神经根及窦椎神经,引起腰腿痛。如果能够及时治疗,使突出物、神经根及周围组织的充血、水肿等无菌性炎症反应消退,可以使症状得以缓解甚至消失。

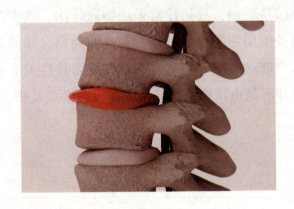

<<< 治疗篇

085 腰椎间盘突出症做推拿按摩、针灸、火罐治疗有效果吗？

部分腰椎间盘突出症患者合并有腰背部肌肉紧张、痉挛等，针对这些问题，可以进行理疗，使肌肉得到放松，能稍微改善神经与突出物的关系。对症状轻微的患者，理疗能够减轻疼痛、改善生活质量、减轻心理压力，但是对于突出物较大、症状重的患者，需要采用其他治疗方法。

086 腰椎间盘突出症可以做物理治疗吗?

目前，针对腰椎间盘突出症的物理治疗方法较多，如高频电疗、低中频电疗、温热疗法、红外线疗法、微波疗法、悬吊疗法等。这些治疗方法对症状轻的患者有一定效果。对于症状重或物理治疗效果不明显的患者，应及早结合微创介入治疗。

087 腰椎管狭窄症只用口服药物治疗，效果好不好？

腰椎管狭窄症最常见的类型是退行性腰椎管狭窄，也就是由骨质增生引起的椎管内径或者椎间孔神经根出口位置的狭窄。腰椎管就好像一段水管，脊髓以及神经在水管内穿行。当水管内径变得狭窄以后，脊髓和神经受到挤压、刺激，就可引起腰腿痛等症状。只吃药无法解决椎管狭窄的问题，故而无法解除其对脊髓和神经的压迫。因此，病情严重者应做椎管内减压术。

088 患了腰椎间盘突出症,不愿接受手术治疗,还有其他治疗方法吗?

传统的外科手术是经后路腰背部切口,将部分椎板和关节突切除,或经椎板间隙行腰椎间盘切除,创伤较大、风险较高且费用高昂,术后还可能由于瘢痕压迫及粘连等导致腰椎术后疼痛综合征。目前疼痛科开展的微创介入治疗具有疗效好、创伤小、恢复快、花费少等优点。

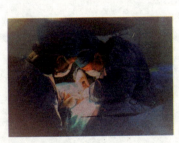
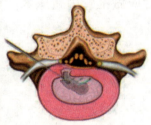

089 微创介入治疗腰椎间盘突出症是怎么做的?

微创介入治疗腰椎间盘突出症,即在 X 线或 CT 指引下,医生用一根细穿刺针精确进入突出髓核组织,然后采用射频、等离子、激光、臭氧、胶原酶等方法,将突出的髓核组织消融、热凝回缩,从而解除突出的髓核组织对神经脊髓的压迫。此法具有创伤小、安全、经济、效果明显等优点,如果复发,还可以重复操作。术后如果保持正确的姿势,避免久站、久坐、负重等,复发率比较低。

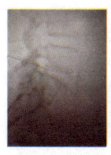
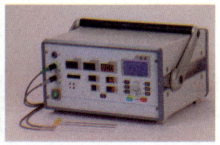

090 微创介入治疗腰椎间盘突出症有哪些方法？

微创介入治疗腰椎间盘突出症的方法有很多，包括神经根脉冲射频术、椎间盘射频术、低温等离子术、射频消融术、臭氧消融术、胶原酶溶解术、椎间孔镜微创手术等。这些方法通过减压、消炎、消融等原理使椎间盘突出物体积有效减少以解除对脊髓或神经根的压迫，消除局部无菌性炎症，达到治疗目的。

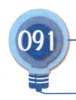

091 臭氧疗法如何治疗腰腿痛？

使用臭氧治疗腰椎间盘突出症最早出现在意大利。臭氧具有消炎止痛的作用，还可以溶解突出椎间盘髓核中的蛋白多糖，使髓核失水萎缩，从而使突出的椎间盘髓核回缩，以减轻对神经的刺激、压迫，缓解腰腿痛。臭氧因其消炎止痛的作用而被广泛应用于腰腿痛的临床治疗，如注射臭氧到神经炎症处、肌肉劳损处、骨性关节炎部位、外伤感染处等，取得了较好的临床效果。

神经根炎症引起的腰腿痛应如何治疗？

这里所指神经根炎症并不是我们平时所指的由细菌或病毒等导致的感染性神经根炎症，它指的是一种压迫性缺氧性的无菌性、化学性神经根炎症。除了突出物压迫之外，主要是因为椎间盘的纤维环破裂，髓核组织从破口突出，沿椎间盘和神经根之间的通道扩散，突出的髓核被机体误认为是"外来侵入物"，于是产生免疫反应。局部的炎症反应对神经根有强烈的刺激，同时释放大量的导致疼痛的物质，引起神经支配区的疼痛。此外，局部神经根受压迫、水肿也会加重疼痛，因此只有去除局部炎症及压迫才能较好地缓解疼痛。

093 腰椎管狭窄症是不是一定要手术治疗？

原则上先保守治疗，如平卧硬板床、神经阻滞疗法等。如果出现以下情况，可考虑手术治疗：有严重椎体滑脱、持续性腰痛及坐骨神经痛，经保守治疗无效者；有马尾神经受压迫而出现鞍区（会阴部）感觉异常和大小便功能异常，保守治疗无效者。

老年人腰椎压缩性骨折该如何治疗?

患骨质疏松症的老年人易在轻微外伤后发生椎体压缩性骨折,需根据椎体压缩情况及临床症状选择治疗方案。保守治疗以卧床休息和采用镇痛、抗骨质疏松等药物治疗为主,但治疗时间较长,且老年人长期卧床可能导致坠积性肺炎、静脉血栓、胃肠功能减弱等并发症。椎体成形术可快速缓解疼痛,提高生活质量,减少并发症的发生。故老年人腰椎压缩性骨折多采用椎体成形术治疗。

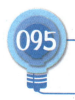

095 椎体骨折需要开刀吗?

随着医学的进步及发展,如今椎体骨折一般不需要手术治疗,可以行椎体成形术。椎体成形术是通过在患者背部做一微小的切口,用特殊的穿刺针在X线引导下经皮肤穿刺进入椎体,建立工作通道,通过向病变椎体内注入骨水泥从而稳定骨折椎体。可以将骨水泥形象比喻为两块砖头之间的水泥,它可以牢牢地将骨折的椎体固定在一起,防止椎体进一步塌陷、移位,且创伤小、恢复快,受到患者广泛好评。

骨质疏松症患者需要补钙，骨头汤可以代替钙剂吗？骨质疏松症到什么程度需要药物治疗？

骨头汤里的钙含量微乎其微，喝汤对补钙也没有多大效果。不仅如此，骨头汤内含有丰富的蛋白质和脂肪，老年人如果大量摄入骨头汤里的脂肪，还会引发其他健康问题。因此，骨质疏松症患者应在医师的指导下补钙。骨质疏松症的诊断需要依据临床症状及骨密度检查，骨密度 T 值正常参考值为 $-1 \sim +1$。当 T 值低于 -2.5，且有髋部或椎骨骨折的绝经女性，需要药物治疗。

097 骨质疏松症患者如何补钙才有效?

补钙是骨质疏松症防治的基础,但人体不能储存和利用过量的钙,所以要长期均衡地补钙,既不可突击补钙,也不可"三天打鱼,两天晒网"。不提倡一次补入大量的钙,这样无助于钙的吸收。同时,短时间内摄入大量钙会增加尿道结石形成的风险,所以补钙时要适当增加饮水量。骨质疏松症是由于"骨质形成"的速度不及"骨质丢失"的速度,补钙和维生素 D 只是基础治疗的一部分,还需要服用抑制骨吸收药物和促进骨形成药物,如阿仑膦酸钠、唑来膦酸、鲑鱼降钙素、阿法骨化醇等。

098 钙剂怎么吃？

人体骨质疏松现象是长期缓慢发展的，因而骨质疏松症的防治也是漫长的过程。建议老年人根据自身钙和维生素 D 的摄入水平适当补充钙剂。目前我国营养学会推荐，如果饮食中钙供给不足可选用钙剂补充，绝经妇女和老年人钙摄入推荐剂量为 1000 mg/d，维生素 D 摄入推荐剂量为 400～800 IU/d。

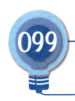

099 肌筋膜疼痛综合征应如何治疗？

肌筋膜疼痛综合征是导致腰腿痛的常见原因，临床治疗方法多种多样，而早期的诊断和治疗对于防止肌筋膜疼痛综合征转为迁延性以及顽固性疼痛有重要作用。治疗药物有非甾体抗炎药、肌肉松弛药、抗抑郁药。非药物疗法有红外线疗法、冲击波疗法、拉伸与推拿疗法、针刀及银质针导热疗法、射频电疗法等。

100. 银质针导热疗法为什么对久治不愈的肌肉疼痛效果好？

银质针是采用85%银及少许的铜、铬、镍等金属制成，针身粗约1.1 mm。银质针导热疗法是严格按照人体软组织的解剖结构和软组织压痛点分布规律，采用精确的银质针针刺法，导入人体所需的最佳热量。具体分两个步骤进行，首先选择软组织与骨骼附着处的无菌性炎症部位为银质针的进针部位，针刺有类似手术松解治疗的作用；其次利用银质针的热传导作用，使局部肌肉产生热效应，从而快速有效地消除病变部位的无菌性炎症。银质针导热疗法具有消除炎症反应、增加局部血液供应、松解肌肉痉挛等作用，尤其对肌筋膜疼痛综合征有较好的疗效。

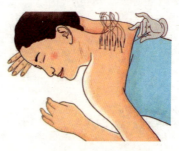

PRP治疗是一种什么治疗方法?

PRP全称富血小板血浆，是指从自身血液中提取出来的血小板浓缩液，它富含大量生长因子，能够加强自身修复能力。向关节腔内注射PRP，可促进膝关节内软骨再生。膝骨关节炎的主要病理变化是关节软骨退行性变性，通过PRP治疗可以从根本上改善这类患者的疼痛。由于PRP来源于自身，因此PRP治疗是一种安全、有效的治疗方法。

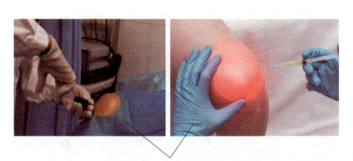

PRP治疗膝骨关节炎

102 膝关节疼痛的患者除了使用止痛药，还可以使用什么药物？

治疗中老年人膝骨关节炎，除了可以使用消炎镇痛药以控制炎性反应，缓解关节疼痛等症状外，还可以服用修复关节和软骨的药物，如氨基葡萄糖制剂、硫酸软骨素及抗骨质疏松药。氨基葡萄糖制剂对关节软骨有保护作用，可以延缓骨性关节炎的发展。但是氨基葡萄糖制剂有轻微的胃肠道反应，建议饭后服用。

治疗篇

103 膝关节X线检查出现"退行性变性"需要治疗吗?

就像汽车一样,人体各个零件(组织、器官等)随着年龄的增长,也会一步步走向衰老,也就是我们常说的退行性变性。退行性变性属于一种自然的生理变化过程,但是它往往是导致疾病发生发展的病因及诱因。如果做X线检查,发现膝关节退行性变性,也不需要过分紧张。如果没有关节疼痛、活动受限等症状,只需要在日常生活中注意保护关节,肥胖患者则需要适当控制体重,锻炼关节周围的肌肉力量。如果有疼痛等症状,则需要及时就医。

如何为膝关节加"润滑油"?

为膝关节加"润滑油"是指在膝关节腔内注射一些具有营养软骨、促进软骨修复、抑制软骨变性、软化骨刺及消炎镇痛作用的药物。目前常用的药物有玻璃酸钠、臭氧、PRP等。玻璃酸钠为关节滑膜液的主要成分,是软骨基质的成分之一,注入关节腔后,可以覆盖和保护关节组织,改善润滑功能,还可以抑制软骨的变性,起到缓解疼痛的作用。臭氧是一种强氧化剂,具有缓解关节滑膜炎疼痛、促进软骨细胞和胶原纤维增殖,以及抑制疼痛物质释放的作用。

105 膝关节肿胀疼痛，是否需要把关节里的积液抽出来？

膝关节内正常存在少量关节液，以营养关节软骨、润滑关节、减少关节活动时的摩擦。关节液由滑膜分泌，在关节活动时关节液不断循环更新。当关节产生病变或出现某些全身性疾病时，关节液增多即形成关节积液，造成关节疼痛、肿胀等不适。按压膝关节感觉里面有液体时，说明膝关节里的积液已经很多，这时候应把关节积液抽出来，因为关节腔有积液会导致疼痛加重和关节软骨损伤加重。膝关节穿刺抽液一定要到正规的医院，严格遵循无菌操作，避免关节腔感染。

106. 膝骨关节炎进展到什么程度应该选择手术治疗？

膝关节是人体运动量最大的负重关节，衰老、退行性变性是膝骨关节炎的主要致病因素。膝骨关节炎是一种常见病，好发生于50岁以上的中老年人，女性多于男性。如果症状轻，可以选择保守治疗，以减缓膝关节退行性变性的速度，缓解疼痛；如果症状重，保守治疗效果差，严重影响生活质量，则需要手术治疗。

107 银质针导热疗法对股骨头坏死有效果吗?

股骨头坏死是指由多种原因引起的股骨头血液供应障碍，骨组织不能得到正常养分供给，长久以往导致的股骨头塌陷。临床治疗较困难，治疗方法也多种多样，治疗总原则是改善血液循环。银质针导热疗法一则可以缓解甚至消除股骨头周围的无菌性炎症，松解周围软组织；二则具有改善或重建股骨头周围血液供应的作用；三则具有促进坏死骨吸收及新骨生长的作用。因此，对于早期股骨头缺血患者，银质针导热疗法对于缓解疼痛、改善关节活动度具有一定的疗效。

痛风的治疗原则是什么？

痛风的治疗原则为：使用药物迅速控制疼痛与炎症；预防复发；纠正高尿酸血症，预防尿酸盐沉积造成关节损伤及肾脏损伤；手术剔除痛风石，对毁损关节进行矫形手术，提高生活质量。

109 高尿酸血症需要治疗吗?

高尿酸血症是否进行治疗视以下情形而定:

如血尿酸值未超过 480 μmol/L(轻度升高),未发作痛风,无并发其他心血管疾病的危险因素,一般可通过调节生活方式进行控制,包括多饮水、低嘌呤饮食等。

如血尿酸值为 480～540 μmol/L(中度升高),同时出现关节疼痛、肾脏结石或有并发其他心血管疾病的危险因素,一般需积极进行治疗。非药物治疗方法可选择臭氧大自血疗法以降低血尿酸。

如血尿酸值超过 540 μmol/L(显著升高),即使未发作痛风、无其他危险因素,也需积极进行降血尿酸治疗。

110 为什么在急性痛风性关节炎期间不宜做降血尿酸治疗？

降血尿酸药主要包括抑制尿酸生成的药物（如别嘌呤醇、非布司他等）、排泄尿酸的药物（如丙磺舒等）和碱性药物（如碳酸氢钠等）。在急性痛风性关节炎期间一旦使用了降血尿酸药，会引起血液中尿酸浓度突然降低，骨关节中的尿酸盐大量释放，导致短暂性血尿酸水平升高，加重痛风症状。

治疗篇

111 痛风患者需要长期治疗吗？

很多痛风患者经过一段时间治疗后，虽然血尿酸值已经正常，但一旦停药，血尿酸值会很快上升，导致痛风的再次发作。因此，痛风患者不能擅自停药，需要定期复查，在医师指导下调整药物剂量，并注意调节生活方式和保护关节。

112. 糖尿病神经病变有哪些药物治疗方法？

糖尿病神经病变的药物治疗包括对因治疗和对症治疗。对因治疗主要是控制血糖，常用药物如改善代谢紊乱的药物（如依帕司他）、补充神经生长因子的药物（如神经节苷脂）、改善微循环的药物（如前列腺素）等。对症治疗主要是减轻疼痛，镇痛药可选用普瑞巴林、加巴喷丁、曲马多、利多卡因等。此外，还可辅助使用抗抑郁药物，如阿米替林、度洛西汀等。

113 糖尿病足应该如何治疗？

糖尿病足的治疗关键就是要严格控制患者的血糖，减轻疼痛，改善下肢血液循环，控制感染，降低足溃疡和感染的发生率，继而降低患者截肢的风险。除了药物治疗外，非药物疗法包括常用的神经阻滞疗法、射频电疗法等。三氧疗法在糖尿病足的治疗中也有较好的应用价值。对于病情严重的顽固性疼痛还可应用脊髓电刺激疗法。

114. 除药物治疗外,疼痛科还有哪些用于治疗糖尿病神经病变的方法?

除药物治疗外,疼痛科还有一些专门针对糖尿病神经病变的治疗方法:①臭氧大自血疗法,可以降低血糖,改善血液循环,防治并发症,综合治疗糖尿病坏疽,分解代谢中产生的废物及有毒物质;②神经阻滞或射频电疗法,可以缓解患者疼痛症状;③腰交感神经节射频电疗法,具有镇痛及改善下肢血液循环的作用;④脊髓电刺激疗法,可有效阻断剧烈疼痛,并改善下肢血液循环等。

<<< 治 疗 篇

115 下肢血管源性疼痛患者能吸烟、饮酒吗?

下肢血管源性疼痛患者是严禁吸烟、饮酒的,因为吸烟原本就是导致血栓闭塞性脉管炎发生的一大原因,且吸烟、饮酒均会刺激血管而加重下肢缺血,导致病情加重,因此下肢血管源性疼痛患者必须严格戒烟、戒酒。

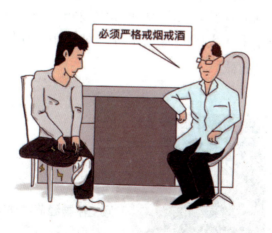

116. 血栓闭塞性脉管炎的治疗手段有哪些？

戒烟是治疗血栓闭塞性脉管炎的关键，另外进行患肢运动练习有助于促进患肢侧支循环的建立，以增加患肢血液供应。

药物治疗包括选用扩张血管药物、低分子右旋糖酐药及中药等。对血管痉挛或不全闭塞的患者，可采用微创介入治疗，如腰交感神经节射频电疗法、脊髓电刺激疗法，此外还可做旁路转流术、动脉-静脉转流术、大网膜延长术等。对肢端已经坏死的病例，可做截肢术。

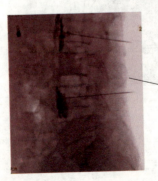

腰交感神经节射频电疗法

117 闭塞性动脉硬化应该如何治疗？

一般治疗：低胆固醇、低动物性脂肪饮食，控制脂肪代谢紊乱疾病。如戒烟、适当运动、控制血压、避免应用收缩血管药物等。

药物治疗：根据病情选用降血脂、降血压和扩张血管药物。

手术治疗：需根据病程、缺血程度、年龄及是否并发其他重要脏器损害等酌情选择行人造血管移植术、大隐静脉旁路移植术、动脉内膜剥脱术、截肢术等。

疼痛科常见的针对下肢血管源性疼痛的治疗手段有哪些?

针对下肢血管源性疼痛，疼痛科常见的治疗手段有：臭氧大自血疗法、外周神经阻滞疗法、腰交感神经节阻滞疗法、脊神经脉冲射频电疗法、硬膜外阻滞疗法、脊髓电刺激疗法等。

119 带状疱疹神经痛怎么治疗？

带状疱疹神经痛的治疗方法包括以下几种。

镇痛药治疗：可以保证睡眠，增强抵抗力。

抗病毒药物治疗：可以阻止病毒对神经的进一步损害。

注射治疗：可以进行局部注射治疗，将消炎、镇痛、营养神经的药物注射到神经受损区域以达到镇痛和促进神经修复的作用。

臭氧大自血疗法：具有抗病毒、镇痛等作用。

神经射频电疗法：可以有效缓解疼痛。

短时程脊髓电刺激疗法：对于疼痛严重，且其他治疗方法效果不佳时，可选择脊髓电刺激疗法。

120. 为什么出现带状疱疹神经痛要尽早治疗?

带状疱疹神经痛是病毒侵犯神经导致的一种疼痛。由于神经损伤后修复困难,且随着神经损伤时间延长,其恢复概率逐渐降低,因此,越早治疗,疼痛控制的概率越大。尤其早期的积极治疗可以降低带状疱疹后遗神经痛的发生率。

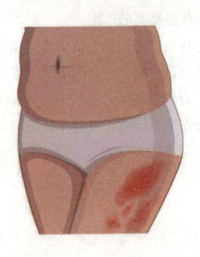

带状疱疹后遗神经痛患者需服用普瑞巴林多长时间？

普瑞巴林是治疗带状疱疹后遗神经痛的一线药物，多数患者效果良好，但服用时间目前还没有定论，如果疼痛控制良好可逐渐减量，但不能突然停药，否则会引起疼痛加重等一些不良反应。患者应该在医师指导下根据病情来调整用药，切记勿盲目停药。

122 长期腰痛，为什么要使用抗抑郁药物？

研究发现，长期慢性疼痛会刺激中枢神经，引起疼痛敏化、情绪改变等。抗抑郁药物具有调节中枢下行抑制系统、显著改善疼痛、提高情绪、增强精神活力的作用。此外，长期慢性疼痛患者多伴有焦虑、抑郁情绪，加用抗抑郁药物能够改善患者情绪与睡眠，促进康复。

123 腰腿痛经常吃布洛芬对身体会造成什么影响?

布洛芬是临床上常用的非甾体类消炎镇痛药,其作用机制主要是通过抑制环氧化酶,减少炎性介质前列腺素的生成,产生消炎、镇痛、解热的作用。这类药物主要的副作用是胃肠道的不良反应,如消化性溃疡、消化道出血等。研究发现,长期口服非甾体类消炎镇痛药的患者中,有10%~25%的患者发生消化性溃疡,其中有小于1%的患者出现严重的并发症,如胃出血或胃穿孔。因此,应在医师的指导下使用非甾体类消炎镇痛药,一般仅作为短时间镇痛使用,不建议长期服用。

什么是射频电疗法？

射频电疗法是指用特定射频穿刺针穿刺进入人体靶点，通过射频仪发射高频无线电波从而达到镇痛效果的一种微创疗法。脉冲射频使局部组织产生不超过 42 ℃的低温，可以改善局部血液循环、调节神经传导、缓解疼痛。射频电疗法可以治疗多种疼痛性疾病，如腰椎间盘突出症、三叉神经痛、膝骨关节炎等，具有创伤小、疗效好、安全等优点，临床上已广泛使用。

<<< 治疗篇

打"封闭"有什么作用？

打"封闭"是指将不同剂量和浓度的局部麻醉药注入疼痛性疾病病变部位，利用其局部麻醉作用减少病变部位的不正常刺激向大脑传导，改善病变部位的血液循环，从而缓解疼痛的一种治疗方法。临床上常常配合其他药物一起使用，如臭氧、激素、神经营养药物。打"封闭"对全身各部位的肌肉、韧带、筋膜、腱鞘、滑膜的急性损伤、慢性损伤、退行性变性或骨关节病都适用，如肩周炎、腱鞘炎、颈椎病、关节炎等。

126. 神经阻滞疗法为什么需要超声引导？有什么优点？

由于人体神经分布区域常常有血管相伴，或者神经周围有重要的组织、器官，在进行神经阻滞操作时有可能损伤血管及周围组织，造成出血等严重并发症。用超声的方法引导穿刺，相当于给医生增加了一双眼睛，可以有效地避开血管、脏器等，大大提高了神经阻滞疗法的安全性，并且可以精准地将药物注射到目标部位，具有治疗效果好、不良反应少、安全无辐射等优点，近年来在临床上得到广泛推广和应用。

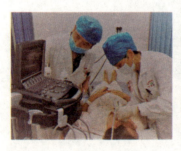
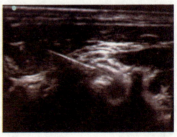

<<< **治疗篇**

127 什么是脊髓电刺激疗法？

外周的伤害经感觉神经传入脊髓，再往上传至大脑形成痛觉。脊髓电刺激疗法是通过在脊柱椎管内植入电极，连接上能发出传递的电刺激装置，以脉冲电流刺激脊髓神经，阻断疼痛信号通过脊髓向大脑传递，从而达到减轻疼痛的目的，是治疗慢性顽固性疼痛的一种方法。主要应用于药物治疗无效或不能耐受药物不良反应的腰椎术后疼痛综合征、粘连性蛛网膜炎、周围神经病理性疼痛、残肢痛、癌痛等。

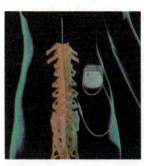
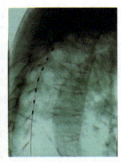

128 鞘内吗啡泵植入术通常用于癌痛，腰腿痛是不是也可以使用？

鞘内吗啡泵植入术是根据引起患者疼痛的神经分布节段，在患者体内埋藏一个药物输注系统，外接一个可移动电子微量泵，将泵盒里的药物（一般为阿片类药物，如吗啡）持续输注到蛛网膜下腔，从而控制疼痛。该治疗方法的优点是小剂量（约为口服药量的1/300）的药物就可以达到良好的镇痛效果，常用于需长期大量口服吗啡类药物镇痛的癌痛患者，可大大降低药物不良反应和提高生活质量。对于保守治疗效果不好或其他介入治疗失败的顽固性腰腿痛患者可采用脊髓电刺激疗法，一般不主张腰腿痛患者选择鞘内吗啡泵植入术。

预防篇

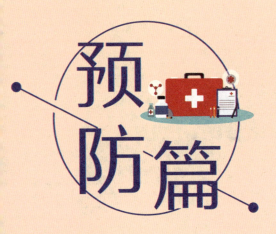

日常生活中有哪些方法可以预防肌筋膜疼痛综合征?

在日常生活中应怎样预防腰扭伤?

膝关节痛患者有没有随时可做的简易膝关节"保健操"?

腰腿痛患者应选择什么样的床? 怎样睡觉?

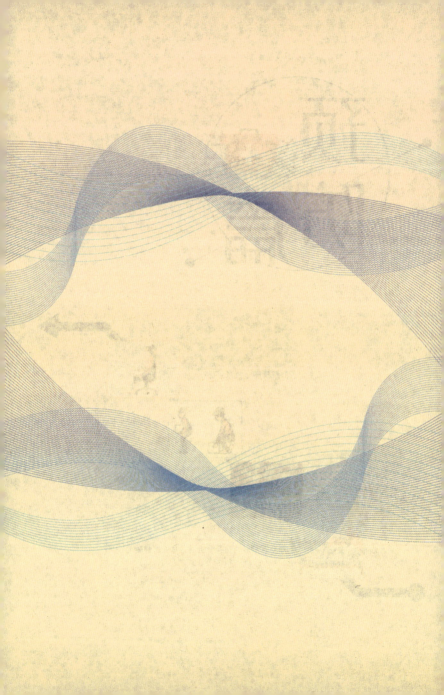

129 上楼梯、下楼梯时膝关节痛,这种情况要多锻炼还是要注意休息呢?

膝关节痛是骨性关节炎患者就医的常见原因,早期症状为上楼梯、下楼梯时痛,尤其以下楼梯时为重。膝骨关节炎患者应尽量休息,少上楼梯、少下楼梯、少登山、少久站、少提重物,避免膝关节的负荷过大而加重病情。但膝关节周围肌肉需锻炼(非负重锻炼),使关节周围肌肉强大,以帮助增加关节的营养及促进关节处血液循环。腿部肌肉力量的锻炼方法:游泳、卧位抬腿、靠墙静蹲等。

130 腰椎间盘突出症患者可以锻炼吗?

腰椎间盘突出症最大的特点是腰腿痛和活动受限,可分为急性、慢性两类情况。

急性:疼痛发生突然且剧烈,这时活动可能会加重疼痛,卧床休息可不同程度缓解,站立、坐位时主张带腰围以减轻腰椎间盘压力。

慢性:可有明显的放射痛,疼痛反复发作,这时适当地锻炼腰背肌,增强核心肌肉群力量,可加强对腰椎的保护作用,从而适当缓解腰椎间盘突出引起的腰腿痛症状,帮助腰椎间盘自我修复。要注意的是,锻炼时宜选择以平卧为主的非负荷腰腿肌力练习,由慢到快,由小幅度到大幅度,由局部到整体,先轻后重,循序渐进,持之以恒。

131 腰椎间盘突出症患者怎么锻炼比较好?

腰椎间盘突出症患者常见的几种锻炼方法如下。

飞燕式锻炼:患者俯卧位,使腹部贴着床,四肢、头部抬起像飞燕一样。

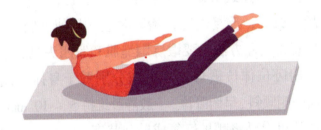

侧卧位梨状肌舒缩锻炼:患者侧卧于床上,上边的腿抬高,抬腿时应尽量使两腿之间的角度为直角,两腿交替进行。此方法可使下肢的外展肌肉群和臀部得到锻炼。

拱桥式锻炼:患者仰卧于床上,双脚掌、双肘部、后枕部着床,小腿与床垂直用力,使身体其他部位离床，拱起像拱桥一样。此方法可使脊柱两侧腰背肌得到锻炼。

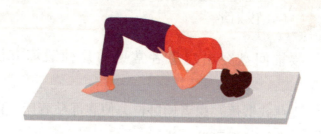

直腿抬高式锻炼：患者平卧于床上，双腿交替抬高、放下，反复进行，抬腿时应尽量使下肢与身体呈直角。此方法主要锻炼腘绳肌和股四头肌。

俯卧位体位锻炼：双上肢分别置于身体两侧，头向一侧倾斜，呈俯卧位，一般静卧维持5～10 min。该体位可自动将腰椎恢复成前凸状态。

132 腰椎间盘突出症手术后,患者在家如何进行康复训练?

患者出院后要严格按照医生的要求保养及进行康复训练,避免长时间站立、行走,避免弯腰、举重物。术后恢复期训练原则以不增加腰椎间盘压力的卧位锻炼腰腿肌力为主,如飞燕式、踢腿、抬腿、拱桥式等。此外,游泳、拉双杠、拉单杠等下肢离地运动也可以帮助增大腰椎间隙。

133. 腰腿痛患者应选择什么样的床？怎样睡觉？

软硬合适的床对所有人都是有益的。腰腿痛患者原则上不宜选择过软的、会使腰前弓的床，可选择质量较好、不会塌陷的床垫，或在硬板床上垫棉被以增加舒适感，使平卧后的脊柱得到充分放松。质地过软的床在人体平卧时由于体重的压迫，会形成中间低、四边高的形状，从而影响腰椎的正常生理弧度，导致腰肌劳损，诱发腰椎间盘退行性变性。仰卧时，可用卷起的薄毛巾垫在腰部，以保持腰部的生理弧度；下肢可稍弯曲，膝下垫薄枕，以放松腰背肌肉。

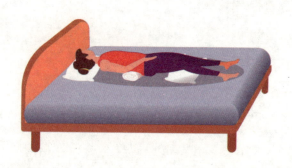

<<< 预防篇

134 在日常生活中怎样做可以预防腰腿痛的发生?

日常生活中应避免不良姿势。俗话说"坐如钟、站如松",坐位时应挺直腰,双脚着地,避免坐太软、太低或太高的椅子,避免弯腰弓背,防止脊柱损伤,而且不要长时间保持某一姿势,应适时改变身体姿势,或做一下伸展运动。站立时,宜抬头,下巴稍内收,胸微前倾,下腹内收,腰微后凹,以避免背部肌肉持续处于紧张状态。捡东西时应屈膝下蹲,提重物时为避免损伤腰背部,应将重物尽量贴近躯干,以减少脊柱负担,多用腿部和肩部的力量。

135 腰腿痛患者在日常生活中应如何保养？

避免受寒：腰腿部受风寒湿邪侵袭后，较易产生疼痛。风寒湿邪阻滞经络，经络不通，不通则痛，所以要根据季节变化，适时增减衣物，衣服被淋湿或者被汗浸湿后要及时更换，尤其剧烈运动后不能用冷水淋浴。

选择合适的体育运动：适当的体育锻炼可以强身健体，减少疾病的发生，增强抗病康复的能力。不同的疾病应选择不同的锻炼方式，如膝关节痛患者应避免爬山、上楼梯、下楼梯等活动，腰椎间盘突出症患者应避免弯腰负重等活动，可以选择游泳等运动。同时，运动前要适当热身，运动后要做伸展运动，避免造成损伤。

136 腰痛患者是不是可以长期佩戴腰围?

腰围具有支持、保护腰部的作用，可加强腰部的稳定，起到给腰椎间盘减压的作用，从而缓解腰椎间盘突出导致的疼痛。但不宜长时间佩戴腰围，因为长时间佩戴可能会导致肌肉萎缩、腰椎小关节僵直等不良反应。卧床休息时不需佩戴腰围。佩戴腰围的同时，也需要注意加强腰背肌的锻炼。平时注意多变换姿势，康复锻炼时要保持正确的姿势。一般腰痛不主张佩戴腰围。

137 腰痛患者可以穿高跟鞋吗?

女性穿上高跟鞋后身姿挺拔、美丽动人,但是身体会因此产生一系列生物力学变化。腰椎的稳定性由韧带、椎间盘、肌肉共同协调维持,脊柱在腰大肌的作用力下使腰椎向腹部弯曲。骨盆是脊柱的根基,当其倾斜度增大时,人体重心向前移。人穿上高跟鞋后,为保持稳定,需改变骨盆的倾斜度,导致腰椎弯曲度变大,相应肌肉也随之处于紧张状态,久而久之会引起腰肌缺血,加重腰痛症状,所以建议腰痛患者尽量不穿或者少穿高跟鞋,鞋跟在 4 cm 以下为宜。

138 腰腿痛患者能去跳"广场舞"吗?

根据腰腿痛原因、病情急缓、严重程度的不同,康复训练及保养方法是有差异的。至于能不能跳"广场舞",要根据患者自身的病情、跳舞的幅度姿势而定。但凡运动都对人体有益,但要注意强度及控制时间,老年人跳"广场舞"时应避免大幅度扭转动作,以防损伤脊柱和关节,尤其是腰椎间盘突出症患者不宜做腰前弯的动作。一般跳"广场舞"的时间应控制在 40 min 以内。

139 腰椎间盘突出症患者能不能游泳？

在疼痛发作期应正规治疗，在后续康复阶段游泳是不错的选择。腰椎间盘的压力在坐位前屈时最大，平卧位时最小，游泳时，由于身体与地面平行，加上水的浮力作用，大大减轻了脊柱的负担，可有效地降低腰椎间盘的压力。此外，游泳可以增强全身肌肉的力量，加强对脊柱的保护作用。再者，身体漂浮在水中，关节几乎不承受重力，所受负荷最小，所以游泳也可减轻关节的负担。因此，对于腰椎间盘突出症患者的术后康复，游泳是一项不错的选择。

140. 膝骨关节炎患者在日常生活中应如何保养？

膝骨关节炎目前尚无特效药物能够彻底治愈，在日常生活中注意加强膝关节保护、调整和改变生活方式可以延缓疾病发展。例如：肥胖者应控制体重；严重关节变形者应使用手杖等减轻关节负担；应避免长时间深蹲、行走、上楼梯、下楼梯、爬山等会磨损膝关节面的活动；关节炎症急性期需要制动休息，后期可选择合理的运动方式，如股四头肌及腓肠肌收缩活动；应避免长期服用镇痛药，以免对身体造成危害；天气变化时，要注意关节保暖，避免潮湿受寒等。

141 膝骨关节炎患者平时应选择怎样的运动方式?

应当选择一些使关节负荷少或无关节负荷的运动,以锻炼关节肌力,增加关节活动范围,改善肌肉耐力,增强心肺功能,减轻疼痛,加强关节及软组织的柔韧性,但运动中需注意减少关节的负荷。例如:自行车训练、游泳、水中行走等关节不负重的运动,均能改善膝关节的功能、步态,减轻患者的疼痛和增强有氧代谢的能力。

142 膝关节痛患者有没有随时可做的简易膝关节"保健操"?

膝骨关节炎急性期伴有滑膜炎及关节积液时,应制动休息。经过治疗,疼痛及积液症状减轻后可以做膝关节保健操来提高下肢肌力,使与关节有关的肌肉得到锻炼,增强关节稳定性,以保持和改善关节的功能。

(1)坐位抬腿练习:坐在床边,将一条腿向前伸直,向上抬起,让股四头肌持续收缩,保持时间以自己能耐受的最大限度为佳。然后缓慢把腿放下,10~15次为1组,左右腿交替进行。

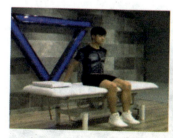 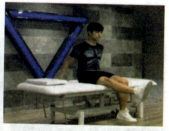

(2)仰卧位直抬腿练习:仰卧位,伸直一条

腿并抬高,与床呈30°角,坚持10 s后缓慢放下,休息片刻再重复训练,10～20次为1组,至肌肉有酸胀感为止,左右腿交替进行。另外,可在踝部绑上重量适宜的沙袋进行练习,并随腿部力量增强而逐渐增加沙袋的重量。

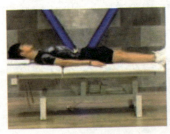 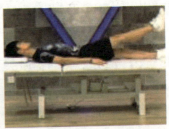

(3)侧卧位膝伸直侧方抬腿练习:侧卧位,位于上侧的腿抬离床面,坚持10 s后缓慢放下,休息片刻再重复训练,10～20次为1组,至肌肉有酸胀感为止,左右腿交替进行。

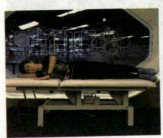 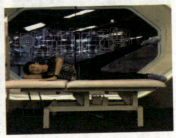

（4）双膝夹持一皮球反复挤压：双膝夹持一皮球，双下肢内收夹紧，持续 10 s，缓慢放松，休息 2 s，再重复夹紧动作，20 次为 1 组。

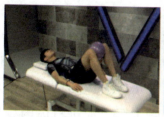 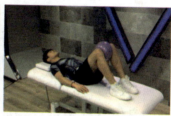

泡脚对腰腿痛有好处吗？

泡脚可以改善血液循环，驱除风寒，对足底的穴位有刺激作用，对腰腿痛有一定好处。但是泡脚只能起到有限的保健作用，一旦出现腰腿痛的症状应去医院进行正规治疗。

144 如何预防骨质疏松症？是不是应该少活动？

"预防是最好的治疗"，预防骨质疏松症平时要注意以下几点：养成规律的生活方式，戒烟少酒；加强锻炼，如打太极拳、散步等，运动量要根据自身的身体状况来定；经常晒太阳（促进机体内维生素 D 的合成），必要时口服维生素 D 制剂；增加饮食中钙的摄入量；注意补充蛋白质，不能偏食，要摄入足量富含各种维生素的食物；预防摔倒。

145 骨质疏松症患者在饮食上应注意什么?

(1)应多摄入牛奶、鱼、虾、芝麻、坚果、豆制品、紫菜、海带、新鲜蔬菜(如花茎甘蓝、卷心菜、大白菜)等高钙食物。

(2)多摄入富含维生素D的食物,以强化骨骼,促进钙的吸收,如:鱼肝油、燕麦、栗子等。

(3)多吃新鲜水果,水果中含有丰富的维生素A、维生素C、维生素D,以及铁、锌、磷等微量元素,有利于体内钙质的吸收和骨质的形成。

(4)少吃含有大量草酸的蔬菜,如芦笋、菠菜等,草酸会抑制人体对钙质的吸收。

(5)戒烟少酒,避免过量饮咖啡及碳酸饮料。

146. 在日常生活中应怎样预防腰扭伤?

（1）在日常生活中，应纠正一些不良的姿势，如抬、扛重物时要尽量让胸部、腰部挺直，髋部、膝部屈曲，起身时以下肢用力为主，站稳后再迈步；搬、提重物时，取半蹲位，使物体尽量贴近身体。

（2）运动、锻炼或体力活动前应先热身，做适应性活动。

（3）腰椎间盘突出症患者应避免弯腰性强迫姿势工作时间过长。

（4）在腰扭伤急性期过后的恢复性训练中应加强腰背肌力量训练，特别要注意腰背肌、腹肌和脊柱小关节韧带的伸展练习以及腰背核心区的力量训练。

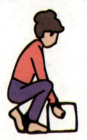
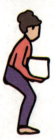

147 肌筋膜疼痛综合征能治好吗？还会不会复发？

肌筋膜疼痛综合征是可以治好的，通过按摩、热疗、冲击波、针灸、局部注射等方法可使多数疼痛缓解，但再次遇到诱发因素时容易复发。因此，在生活和工作中应养成良好的生活习惯，避免久坐或弯腰过久、伏案过低，注意保暖，避免在潮湿环境中工作等。

148. 日常生活中有哪些方法可以预防肌筋膜疼痛综合征？

（1）避免不良姿势。工作姿势要正确，写字时应坐正，不要伏在桌子上，且维持一个固定姿势 20 min 后，要起身休息 5～10 min，以免肌肉持续累积疲劳。

（2）经常进行适度的体育锻炼，如游泳、慢跑、骑自行车、做伸展运动、练瑜伽等，使关节灵活性增加，肌肉收缩力增强。

（3）体育运动或剧烈活动前要做好热身运动，运动后应做拉伸运动。

（4）防止潮湿、寒冷、受凉。避免坐、卧在潮湿的地方，根据气候变化随时增添衣物，出汗及淋雨之后要及时更换湿衣或擦干身体，夏天不能在电扇或空调风下入睡。

（5）使用硬板床时，最好在木板上加一张 10 cm 厚的软垫。

（6）学会舒缓压力，放宽心胸，不良的情绪会诱发或加重肌筋膜疼痛综合征。

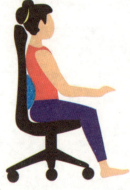

肌筋膜疼痛综合征是不是多按摩就会好?

按摩可以缓解疼痛,对疼痛部位的肌肉、筋膜起到活血化瘀、疏通经络、清除炎症物质的作用,从而达到缓解疼痛的目的。按摩可以对皮肤、肌肉和关节等多个部位给予直接的刺激,能够进一步刺激、改善患区局部血液循环,从而缓解肌肉紧张状态。

如何预防痛风?

(1)避免诱发痛风的因素,如暴饮暴食、抽烟酗酒、过度疲劳、精神紧张、受寒受潮、穿鞋过紧等。

(2)饮食上要避免高嘌呤食物,如动物内脏、海鲜和浓肉汤。

(3)严格禁饮各种酒类,每日饮水量应在2000 mL以上。

(4)可以食用谷类、水果、蔬菜、奶制品、鸡蛋等含嘌呤少的食物,同时控制体重,避免肥胖,避免伴发其他疾病如高血压、糖尿病、高脂血症等。

(5)慎用影响尿酸排泄的药,如某些利尿剂、阿司匹林等。

151 为什么痛风患者需要多饮水?

痛风发作时,人体的应激反应会加速肾上腺皮质激素的分泌,使更多的尿酸通过肾脏排泄进入尿液中。饮水是促使尿中尿酸溶解和排泄最有效而简便的方法。心肾功能正常的成年痛风患者,每日饮水量以 2500~3000 mL 为宜,使尿量保持在 2000 mL 以上。饮水应选择白开水、淡茶水等,不宜饮用浓茶、浓咖啡,更不能饮用含糖的碳酸饮料。

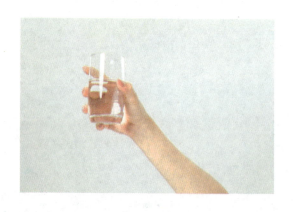

152 得过一次痛风是不是终身都会痛风？

痛风是一种慢性疾病，如果血尿酸水平控制得好，可以减少痛风急性发作次数，甚至不发作，所以要积极接受降血尿酸治疗，如果血尿酸水平控制不好则很容易出现痛风反复发作。预防痛风要注意低嘌呤饮食，不吃海鲜、动物内脏及豆制品，不饮酒和少吃酸性食物，同时应控制体重，减肥是预防痛风发作的重要手段。

153 痛风患者为什么不能饮酒?

酒的代谢产物为乳酸,乳酸会抑制肾脏内尿酸的排泄,使得血尿酸水平升高。过量饮酒常会引起痛风的急性发作,尤其是烈性白酒、葡萄酒、香槟酒、啤酒。所以,痛风患者最好戒酒。

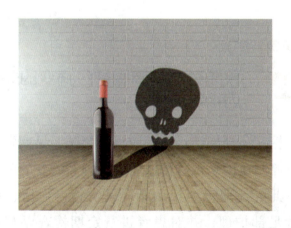

154 痛风患者需要定期复查吗？

痛风患者定期复查是有必要的。定期复查血尿酸水平以及肝肾功能情况，有助于了解药物治疗是否有效，患者肝肾功能是否有损伤。此外定期复查还有助于指导患者调整药物剂量。

155 预防糖尿病周围神经病变的关键因素是什么？

糖尿病周围神经病变应早期预防，早期发现。严格控制血糖是预防糖尿病周围神经病变的关键因素，此外还应该纠正血脂异常、控制血压、加强患者足部护理，并对患者进行定期检查以及病情评价。

156 糖尿病周围神经病变患者应该如何进行足部护理?

糖尿病周围神经病变患者应该养成每日用温水洗脚的良好习惯,并用柔软的干毛巾擦干皮肤,皮肤干燥者可涂润肤膏。洗脚后要检查足部,不要自行清除"鸡眼",不要光脚走路,慎用热水袋或电热毯,每日坚持做小腿和足部运动。定期修剪趾甲,不要让趾甲过长,应直着修剪,避免边上剪得过深。不宜穿着弹性过强的袜子,袜子的上口不宜太紧,袜子的内部接缝不能太粗糙。应该选择柔软、透气、圆鞋头、厚胶底的鞋,避免穿高跟鞋。

157 糖尿病足可以预防吗？

糖尿病足是糖尿病的并发症之一，强调以预防为主，重点是控制血糖；提倡合理膳食，不吸烟、少饮酒、少吃盐；进行长期有规律的运动，防止肥胖；防止足部外伤、感染；伴有末梢神经病变者应积极到疼痛科治疗。

158 如何预防血栓闭塞性脉管炎？

预防血栓闭塞性脉管炎的措施：戒烟、饮食清淡、保暖；预防高血压及糖尿病；保护双足，防止受寒；避免外伤，防止肢体血管痉挛；劳动时应适当变换体位，防止肢体血管长时间受压而影响血液循环。

什么是 Buerger 运动法?

Buerger 运动法是预防血栓闭塞性脉管炎的一项足部运动,具体练习方法为:平躺,患肢抬高,与身体呈 45°角,维持 1~2 min 后放下,同时做足踝的内翻、外翻、背屈、背伸运动,足趾做上、下运动,运动 10 次,休息 2 min。如此反复运动,每日次数不限。

160. 抗凝血和抗血栓药物有助于预防闭塞性动脉硬化吗？

抗凝血和抗血栓药物是有助于预防闭塞性动脉硬化的。闭塞性动脉硬化是由于大、中动脉硬化，动脉内膜出现斑块，从而导致下肢慢性缺血，出现缺血性疼痛、肿胀，而抗凝血和抗血栓药物可以溶解血栓，促进血液循环，缓解下肢缺血症状。

161 闭塞性动脉硬化患者在饮食上需要注意什么？

闭塞性动脉硬化患者在饮食上应该控制热量摄入，保持低盐、低脂、低糖饮食，少食动物油，主食应粗细搭配，忌烟酒、浓茶及咖啡。

162 带状疱疹能预防吗？

目前，国内尚没有可以预防带状疱疹的相关疫苗。由于带状疱疹是在机体免疫力下降后出现的，因此应保持生活规律、不熬夜、积极锻炼身体，以提高免疫力，预防病毒感染和神经炎症。

163 如何预防带状疱疹后遗神经痛的发生？

出现带状疱疹神经痛应当尽早治疗，防止神经进一步损伤，这是预防带状疱疹后遗神经痛的关键。在带状疱疹急性期，尽早、及时对神经损伤部位进行消炎治疗，这样可以极大地缩短患者的病程，降低带状疱疹后遗神经痛的发生概率。尤其是年龄大、基础疾病多的高危患者，一旦出现带状疱疹要第一时间到疼痛科治疗，在控制疼痛的同时，及时减轻或消除神经炎症，减轻神经损伤。此外，还应该加强体育锻炼，增强体质，预防病毒感染。

附录 典型病例

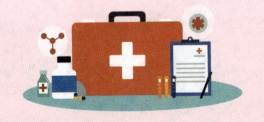

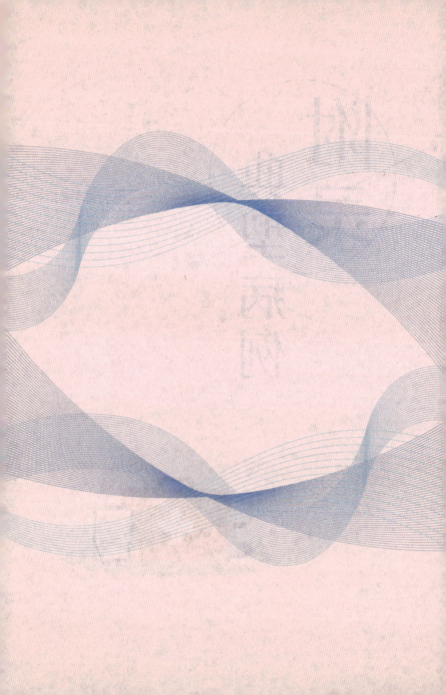

病例 1

患者陈某，男性，52岁。因左下肢带状疱疹伴疼痛20多天入院。20多天前，患者因劳累后出现左下肢疼痛，呈阵发性针刺样、火烧样、刀割样疼痛，影响睡眠。行走及活动对疼痛无影响。疼痛5天后，左下肢疼痛部位出现散在红色皮疹，到当地医院皮肤科治疗后皮疹逐渐好转，但疼痛无缓解，门诊以"带状疱疹神经痛"收入疼痛科治疗。入院体格检查：左下肢疼痛区域见疱疹已干燥结痂，伴有色素沉着，局部有触摸痛。疼痛程度评估为重度疼痛，疼痛评分为8分。既往有糖尿病病史10年。入院后给予营养神经、控制血糖、镇痛等综合治疗。镇痛药物选用普瑞巴林、曲马多。患者经疼痛科特色治疗（如皮内注射、臭氧注射、腰交感神经节阻滞治疗）后，疼痛减轻，疼痛评分为4～6分，但缓解时间不长。于是给患者采用短时程脊髓电刺激疗法，疼痛控制效果理想，疼痛评分为2分。10天后停止脊髓电刺激疗法。嘱其出院后继续服用普瑞巴林镇痛。1个月后复诊，疼痛评分为 1 分。遂停用普瑞巴林。

该患者属于重度神经病理性疼痛，是目前难治性疼痛之一。带状疱疹神经痛是临床常见的疼痛性疾病，是由于水痘-带状疱疹病毒破坏神经后引起的疼痛，有部分患者会转化为带状疱疹后遗神经痛，一旦出现带状疱疹后遗神经痛，治疗将更加困难。通常年龄大、疼痛严重、疱疹严重及伴有其他疾病（如糖尿病）的患者，发生带状疱疹后遗神经痛的概率较大。本病例患者有糖尿病，且疼痛严重，有发展为带状疱疹后遗神经痛的高危因素，因此积极采用疼痛科特色综合治疗，尤其是早期采用了脊髓电刺激疗法，成功控制了疼痛，防止向带状疱疹后遗神经痛发展，收到满意的疗效。

附录

》病例2

患者刘某，男性，25岁，因腰部疼痛伴左下肢疼痛及麻木2个月入院。2个月前无明显诱因出现腰部酸痛，并向左下肢放射，站立及行走后疼痛加重，在院外治疗效果不佳。10天前疼痛加重并感左下肢麻木，门诊以"腰腿痛原因不明"收院治疗。入院体格检查：腰椎向左侧弯曲，第四腰椎、第五腰椎、第一骶椎棘间及左侧椎旁压痛并向左下肢放射，左侧直腿抬高试验50°（+），仰卧挺腹试验（+），胸腹部垫枕试验（+），左侧𧿹长屈肌肌力Ⅲ级，左小腿后侧及左足底部皮肤感觉减弱，左膝踝反射消失。疼痛评分为5分。腰椎MRI检查及腰椎CT检查提示：第五腰椎与第一骶椎椎间盘向左后方突出，硬膜囊及左侧神经根受压迫。其余检查结果无异常。入院诊断：腰椎间盘突出症。在数字减影血管造影（DSA）先进设备的引导下行腰椎间盘突出症微创介入术（腰椎间盘臭氧消融术联合左腰部背根神经节脉冲射频术）。术后疼痛明显缓解，疼痛评分为1分，出院。1个月后随访，疼痛、麻木消失。

  腰椎间盘突出症是腰腿痛的常见病因，治疗方法较多，除了保守治疗和手术治疗外，近年来越来越多的患者选择微创介入治疗，这种方法具有创伤小、并发症少、恢复快、相对安全的特点，因此得到患者广泛认可。

病例 3

患者李某，女性，26岁，因左侧臀部疼痛4个月入院。4个月前左侧臀部出现酸胀痛，久坐、久站及盘腿动作时疼痛加重，活动后疼痛可暂时缓解。而后症状逐渐加重，疼痛范围延伸到左侧大腿，常于夜间痛醒，在院外治疗效果不佳。入院体格检查：腰椎棘突、椎旁无叩击痛，左侧臀部及内收肌压痛，双下肢肌力、反射正常，直腿抬高试验（-），仰卧挺腹试验（-），胸腹部垫枕试验（-），"4"字试验（-），病理征未引出。疼痛评分为6分。双髋关节MRI平扫示左侧股骨头-股骨上段骨髓水肿。腰椎MRI平扫未见异常。入院诊断：骨髓水肿综合征。

入院后予以多种治疗方法均只能短暂缓解疼痛：氟比洛芬酯注射液50 mg静脉滴注，可完全缓解12 h；冲击波治疗，可明显缓解2 h；臀部及内收肌痛点注射治疗，可缓解4～6 h；股神经阻滞治疗，可缓解 8 ~ 12 h。最后采用左侧臀部银质针导热疗法治疗，疼痛缓解 80% 左右，加左侧腹股沟区银质针导热疗法治疗，疼痛完全缓解，无反复，出院。

骨髓水肿综合征多发生于下肢主要负重关节，其中以髋关节较为常见，本病例中多种治疗方法均有效，但维持时间均较短。而行臀部及腹股沟区银质针导热疗法治疗后不仅有效，而且疗效维持长久，不失为一种治疗骨髓水肿综合征的好方法。